生命，因閱讀而大好

停止腦中小劇場，輕鬆卸下內心的重擔！

給不小心就會太在意的你

つい、「気にしすぎ」てしまう人へ

こころの荷物をそっと降ろす本

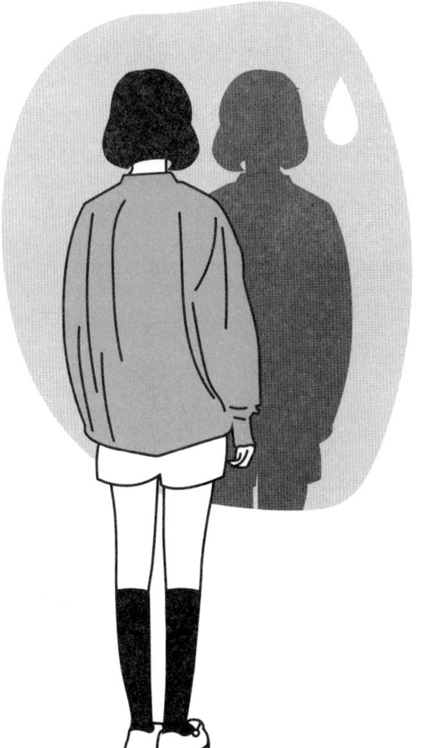

水島廣子——著
楊詠婷——譯

前言

「沒關係，不需要太在意」——讓心變得更有餘裕

無論在工作、戀愛或人際關係上，你在他人的眼中都充滿了活力。但是在內心深處，你是否還是會感覺到「很多事情都放不下，時刻都處在鬱悶及焦躁當中」呢？

心中不安的感覺總是揮之不去，總覺得自己好像被全世界給拋下了，這種焦慮讓你過度逼迫自己，最後弄得筋疲力盡。

但是，有些時候，卻又不由自主地感到徹底孤單，不然就是焦躁恐懼，覺得自己的存在沒有任何意義。

因為想要每天都活得輕鬆快樂、充滿活力，所以努力讓自己朝向正面思考，卻發現實在難以做到。

如果你正陷入這種「不知道該何去何從」的迷惘當中，有好消息要告訴你。

事實上，每個人都會被這些鬱悶、焦躁及不安的情緒影響；但是，想要與那些情緒和平共處，方法其實意外地簡單。

只要抓到一些小訣竅，我們就能隨時找回「更有餘裕的心」。

本書的目標，就是希望每個人都能學會這些「小訣竅」。能否掌握這些訣竅，會讓人生產生很大的差別。

之所以這麼說是因為，如果只是自己悶頭想著「不要再在意那些事了」、「快點打起精神來」，很多時候，都只會造成反效果。

為什麼「讓心更有餘裕」，其實是件很簡單的事？

因為，對我們來說，最自然的狀態就是「充滿餘裕」。

當我們「缺少餘裕」時，其實是處在心靈被負面情緒完全封閉的狀態。

只要移開那道「封印」，就能重新取回「時時充滿餘裕」、「不再介意小事」的心。

或許有人會覺得，問題怎麼可能那麼簡單。

但，身為一個精神科醫生，我治療過各式各樣的心理疾病患者。看著他們從生病到恢復健康，又從各種活動，去接觸到他們的內心。

在這當中，我得到一個結論，那就是：「人類本來就是強大又柔軟的存在」。

當然，若是心靈生病了，自然會需要個別的應對措施，但是「原則」本身幾乎不曾改變過。

本書將以最簡單易懂的方式，告訴大家能隨時保持餘裕的方法。請一定要學會。

我打從心底希望，每個閱讀本書的人，都能與自己的情緒和解，並且過著更有活力、更充滿陽光的日子。

——水島廣子

目錄 CONTENTS

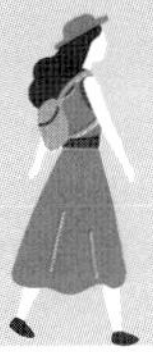

CHAPTER 3

當「事情常常感覺不順」時

感覺到「困擾」的，或許不只是自己而已？

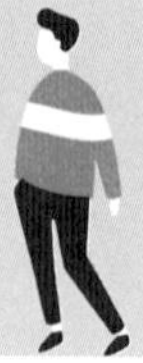

CHAPTER 4

偶爾要有意識地「讓自己休息」

「不過度努力」的練習

CHAPTER 5

「隨便一點」也沒關係

學會「聰明切割」的訣竅

CHAPTER 6

取回「原有柔軟」的魔法話語

只要把心打開，好事就會接連不斷！

CHAPTER 1

努力活得更像自己、更柔軟強大

放下肩膀的重擔、讓情緒放鬆的思考方式

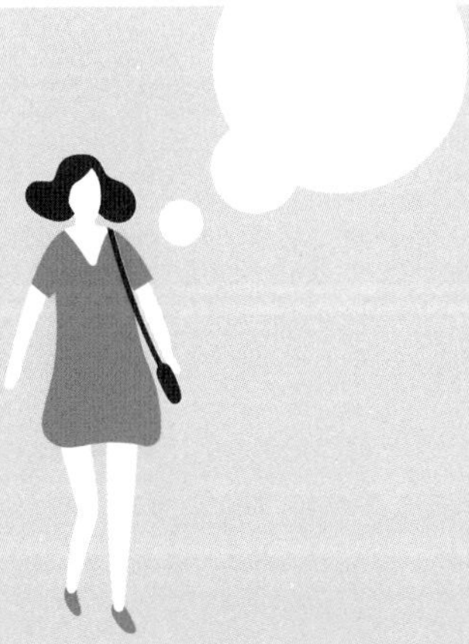

別再忍受、別再過度思考、別再抓著不放——成為「不被情緒干擾的自己」！

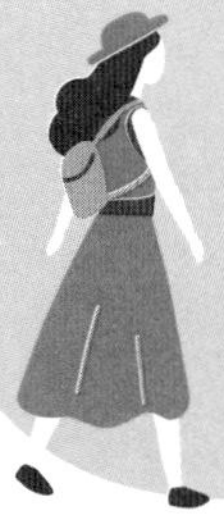

首先，判斷一下——你是屬於「容易想太多」的人嗎？

例如，是否符合下面這些狀況：

・經常在事後懊惱「為什麼當時要那麼做」，然後開始沮喪。

・只要工作進度不如預期，就會憂心忡忡，變得焦躁不安。

・很在意別人對自己的看法。

有沒有覺得似曾相識？越是「認真努力」的人，越容易忍不住把許多事情都扛到肩上。

但是，請放心。

「我想要一顆『不會想太多的心』！」

「我希望自己的心能夠比現在更有餘裕，每天都過得舒服自在！」

想要實現這些願望，其實意外地簡單。

為了達到這個目的，最快的捷徑，就是有智慧地控制自己的情緒，而那需要一些「訣竅」。

只要抓到那個訣竅，往後就算再遇到讓自己沮喪的事，也能很快就恢復正常，同時有餘裕告訴自己「沒問題」，一如既往地向前走。

但是，只是在口頭上說「積極一點」、「要正面思考」，還是會讓人感到困惑：具體的行為該怎麼做呢？

本書會讓大家了解，只要能明白心靈的「運作方式」，就會知道：「原來只要這麼做，就能成為『更有餘裕的自己』」。

這裡一開始想告訴大家的是：「我們本來就是『充滿餘裕』、強大又柔軟的存在。」

當然，人類既然是生物，體力就會有極限，所以需要休息。

當人開始疲累，就會發生各種不如預期的事。

但是，我們內心所隱藏的能量，在某種意義上，卻是無限的。

那個能量，本身不會被削減，無論何時都會一直存在。所以，不管發生什麼事，都只要「勇敢無畏」地去面對即可。

話雖如此，但人心總會有痛苦難熬的時候，也會有對任何事都缺乏餘裕、感覺被逼得走投無路的時候。

這時，我們的心就會被「不安」的情緒給捆綁，無法發揮原有的力量。

我們的內心明明還是一直處在強大又柔軟的狀態當中，卻被焦躁、沮喪等負面情緒，還有壓力給封閉了，完全不見天日。

結果，就讓我們成了「凡事都想太多，無法自由行動」的人。

這些焦躁、沮喪的「負面情緒」，會因為錯誤的處理方式，而逐漸向外擴散，最後讓自己掉進「負面的循環」。

剛開始，只是一些微不足道的小事，心裡卻莫名地感到介意，結果導致一整天都沮喪又焦躁……這種經驗，應該誰都有過吧？

這種時候，如果逼自己去想「這樣很糟糕，必須更開朗一點才行」，只會讓自己更痛苦。

但是，若是接受了「自己現在好像有點沮喪」的現狀，然後了解「原來是這樣，才會讓自己有這種感覺」，就能更自由、更有智慧地控制自己的情緒。

本書會提出許多處理情緒的有效方法，讓我們不再陷入負面的情緒循環，讓身心隨時都能保持在平常心的狀態裡。

這種思考方式能幫助人度過所有難關，成果非常有效。

誰都能擁有「不去想太多的心」

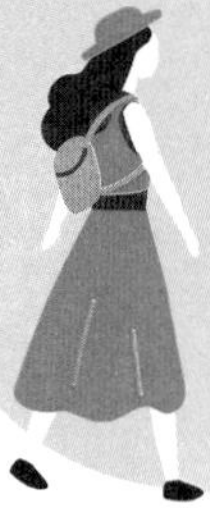

當人被「對將來所產生的不安」給困住，或是出現悲傷、沮喪等等情緒時，有一件事需要特別注意。

那就是，試著去思考「自己是不是因為受到了『某種衝擊』，才產生那樣的情緒」。

例如：

「A幫公司提升了驚人的業績。」

「B在工作及育兒上都很努力。」

「C有留學經驗。」

這些「其他人正在閃閃發光」的資訊，會變成某種「衝擊」，動搖你的內心與情緒。

每個人在遇到衝擊的時候都會受到驚嚇，身心瞬間進入「不想再次受到衝擊」的模式。

也就是開始對「可能會讓自己受到衝擊的事」產生警戒。

這個「警戒」不只會朝向周圍，也會朝向自己。

特別是因為「那個人做出這麼了不起的事」、「這個人比我更努力」的狀況而受到衝擊時，很容易就會產生「比起來，我就……」的念頭，進而將箭頭轉向自己「不夠好的地方」。

為了不讓自己「糟糕的部分被攻擊」而受到衝擊，就會出現自己「必須變得更完美」的想法。

結果，明明之前並不特別介意的事，就會變得開始介意起來。

「這樣下去真的好嗎？」

「只有我被拋在後面了。」

「像我這樣一事無成，真的很糟糕。」

接受「自己受到衝擊」的事實……

人類並不完美。因此，只要想找出「不夠好的地方」，永遠都找得到。

即便，之前還覺得「在人生中算是成功的事」，也會突然產生「其實那算是失敗吧」、「說不定我錯了，是我自以為成功而已」的想法。

最後，彷彿自己的人生全都做錯了選擇……

一旦開始用「找碴放大鏡」去檢視自己，就一定會找到不夠好的地方。

擺脫這種狀態的方法，其實意外地簡單。

那就是：不要刻意壓抑「情緒」，而是把目光放在「受到衝擊」這件事情。

已經受到的衝擊並不會消失，但是接受「事情已經發生了」的事實，卻是處理衝擊的基本步驟。

告訴自己，現在所出現的強烈不安及沮喪等情緒，全都是因為「受到了衝擊」。

就像腳趾不小心撞到了桌角，讓自己痛徹心扉，那個疼痛還持續了好一段時間，這個時候，除了靜待疼痛過去，也沒有別的辦法。

只要靜靜地等待疼痛過去就好。

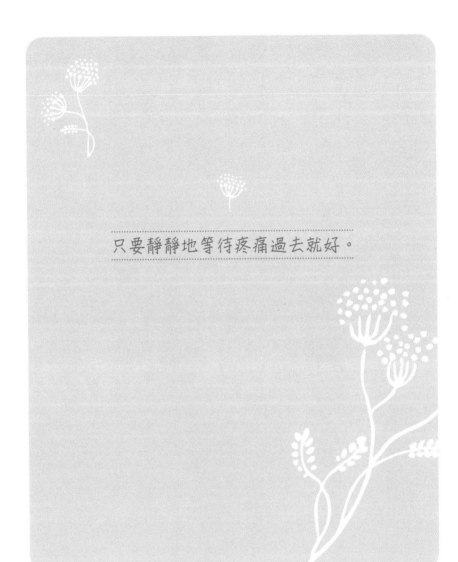

遇到這種事，我們通常不會去深入思考「為什麼會痛成這樣，我們的身體到底發生了什麼事」，只會簡單地接受這是「腳趾撞到了，好痛哦」的疼痛反應。我們知道這個疼痛終會過去，所以即使疼痛，也能夠靜心等待。

身體受到衝擊時是如此，當心靈受到衝擊時，自然也完全是如此。

只要接受「想太多」本身是「當我們聽到讓人羨慕的事或受到衝擊時，就會想東想西、把自己拿去跟別人比較，然後失去自信」的正常反應，就不需要過度解釋，只需靜待衝擊過去就好。

當你理解到「啊，原來我只是受到衝擊而已」時，心情就會平靜下來，衝擊也會比想像中更快過去。

明明之前還那麼介意的事，突然就會從心裡消失不見。

享受「當下這個瞬間」

很多時候，當一個人失去了「心靈的餘裕」，開始過於在意各種小事，就代表他的觀點已經跳到「過去」或「未來」，完全偏離了「當下正在發生的事」。

舉例來說，明明正和戀人待在一起，卻一直擔心「他會不會跟我分手」、「如果他對我厭煩了怎麼辦」等等。

這就是讓觀點直接跳到了「未來」。

這部分後面會再詳述。

人總是會對「未知的東西」感到警戒及不安，因為「未知的東西」裡存在著「無法預測的事物」，會讓人無法確保自己的安全。

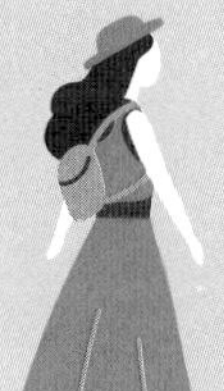

擔心戀人「會不會跟自己分手」、「會不會對自己厭煩」，是因為關係中存在著「不確定未來是否會順利」的「未知情況」，因此產生不安。

但是，人心是會變的。

人在每個階段所適合的對象，也不一樣。

所以，希望自己變成一個「戀人絕對不會分手」或「戀人絕對不會厭煩」的人，以求得「安全的保障」，那是完全不可能的事。

為了「讓未來變得更美好」

總是把焦點放在未來，會產生的問題是——那不只會折磨自己的內心，更糟的是會讓人「無法享受、珍惜眼前的時光」。

現在明明沒有發生任何事，還在與戀人共享難得的兩人世界，心裡卻一直憂慮著「他會不會跟我分手」、「如果他對我厭煩了怎麼辦」，等於白白浪費了眼前的時刻。

事實上，總是憂慮將來，並且認為「為了更好的將來，必須犧牲現在」的人還不少。

他們的思考模式，就是必須放棄眼前的幸福、不斷艱苦忍耐，才能「獲得更安心的未來」。

但是，就算犧牲了現在，真的就能得到更安心的未來嗎？

以前面的例子而言，與戀人在一起時，還一直擔心對方「會不會跟自己分手」、「會不會對自己厭煩」，基本上無助於維繫彼此的關係。

最重要的應該是：我們一直都活在「當下」。

無論是開心或是快樂，全都存在於「當下」。

感受到與對方的連結及打從心底的愛，是「當下」這個瞬間。

對方真心期盼「想與這個人永遠在一起」，也是「當下」這個時刻。

總是不停地憂慮未來，以致於無法享受「當下」的人，說實在的，不是很有魅力。

嘴上說是「為了更安心的未來」，但「未來」卻不是獨自存在的東西。

「未來」就在「當下」所累積的前方。

也就是說，只有高品質的「當下」，才能累積出高品質的「未來」。

總是以「更安心的未來」為藉口，卻完全不珍惜「當下」的時光，長此以往，很可能直到生命消逝的那一刻，都還在憂慮「如何獲得更安心的未來」，卻連一天都無法享受到快樂的時光。

如果「當下」能感受到愛，未來也感受到愛的可能性就會更高。

相反的，若是讓對未來的不安占據了現在，就無法享受兩人在一起的時光，還可能因此讓戀人的心遠離自己。

同樣的，把焦點放在「因為之前失敗了，所以這次也可能會失敗」這樣的「過去」，也會造成同樣的問題。

我們都是活在「當下」。

如果能夠認清這一點，就會知道自己應該做的事情是什麼，自然也就能脫離「想太多」的狀態。

與「能讓我們做自己」的人相處

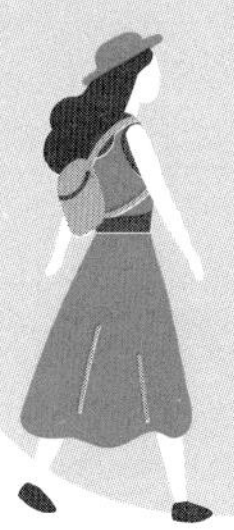

想要在人際關係中不去「想太多」，有一個很重要的關鍵。

那就是：以「原本的自己」為出發點。

我們經常會出現「不太完美的情況」，像是被負面情緒所困擾的時候。但是，即使是那樣不好的狀況，也已經是我們在所遭遇的各種困難中、努力撐過來的結果了。

每當這種時候，如果有人從不評斷、只是單純地接受「原本的你」，相信一定比不斷指責你「這裡不好、那裡不對」的人，相處起來更令人放心；人一旦有了安全感，就更容易產生「再繼續努力加油」的動力。

沒錯，這是因為我們原有的「柔軟」被釋放了出來。

談戀愛也是一樣。

比起必須小心翼翼地「不讓自己被討厭」，和一個願意愛自己「原本模樣」的人建立親密關係，才是最重要的事。

如果人生的伴侶，是一個願意全然接受自己「原本模樣」的人，那該是件多麼美好的事啊！

「不看」別人的臉色

從這個角度思考，就會出現另一個觀點：「現在的戀人，是一個會愛我原本模樣的人嗎？」

這與之前在戀愛關係中，把注意力全放在「會不會跟自己分手」、「會不會對自己厭煩」，並將自己的幸福全部交到對方手上的情況相比，是完全不同的思考模式。

一旦意識到「自己也有選擇的權利」，心情就會整個放鬆下來。

珍惜能「自在做自己」的時間。

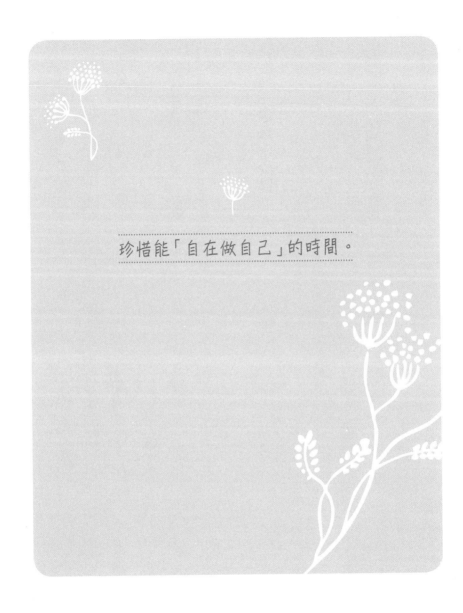

如果總是小心翼翼地擔憂「會被對方討厭」，基本上，就等於是讓自己變成了「砧板上的肉」。重要的，應該是當自己表現出「原本的模樣」——也就是當我們「自在地做自己」時——戀人是不是願意接受。

談戀愛與親情等血緣關係不同，我們可以選擇真正適合自己的對象。因此，最根本的重點就變成了「找到能夠接受自己原本模樣的人」。

如果能將「被戀人討厭」這件事，轉成「只是這個人不適合我，所以只要找到更適合我的人就行了」這樣的觀點，應該就更能控制自己的心情。

如何「選擇」身邊的人？

選擇適合自己的人——這個原則不只適用於戀愛。

近來，我們經常聽到這類訊息，許多人因為害怕跟不上周遭的變化，而頻繁追蹤朋友的臉書或社群媒體，否則就會感到不安或焦躁。

這個時候，「朋友」變成了主角，自己卻成了「配角」。

但是，人生的主角應該是自己才對。

因此，我們只要隨著心意決定「想讓誰待在身邊」就好。

最近幾年，許多人開始崇尚「捨棄多餘的東西，身邊只留下喜愛之物」的生活模式，其實，人際關係也是一樣。

既然是難得的人生，那麼希望「身邊圍繞著在一起時，能讓我們活得像自己的人」，又有何不可？

在一起時，能讓我們活得像自己的人，就是願意接納我們「原本模樣」的人。不需要裝模作樣，也不需要故作逞強，在他們身邊，我們只需要保持最自然的模樣，對方也會用溫暖的眼神告訴我們，「只要像現在這樣就好」。

誰不想被那樣的人圍繞，過著高品質的人生呢？

話雖如此，人生中還是會有像父母親人這種無法擺脫的親情關係，或者是上司同事等不得不應付的人際關係。那種時候，又要怎麼保持自己「原本的模樣」？訣竅會在後面說明。

減輕心靈負擔的三種思考方式

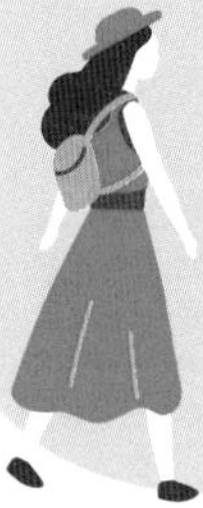

工作、戀愛、人際關係……

當我們在日常生活中開始介意許多小事，並且失去心靈的餘裕時，請提醒自己下列三種思考方式：

「我只是心靈受到『衝擊』而已。」

「我的眼光確實是放在『當下』嗎？」

「我可以做原本的自己。」

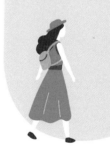

從這個角度去思考，就會感覺原本一直壓在心上的「各種小事」，就這麼慢慢減輕了。

從下一章開始，會具體地將問題分為「感情」及「場合」兩個部分，再仔細說明應對的方法。

只要能確實加以實踐，我們的心就能永保平靜，並且散發自己的光芒！

CHAPTER 2

巧妙脱離「想太多」的簡單方法

專注「當下能做的事」，能改變一切

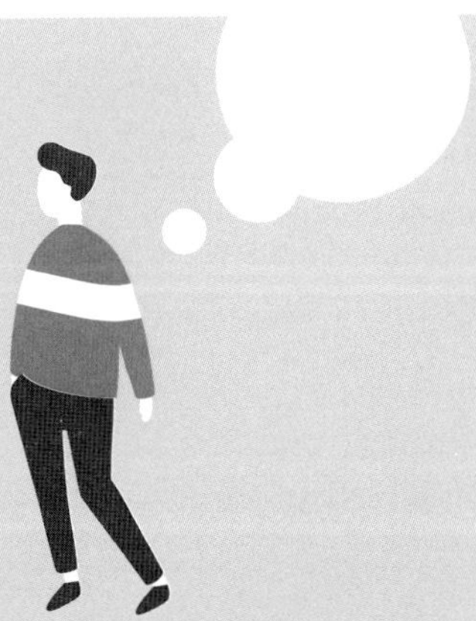

聰明地運用「不安探測器」

對於為了「想太多而困擾」的人來說，最麻煩的，就是「不安」這種情緒。

一旦感覺到不安，人就會做出各種行動，努力想讓自己脫離那種感覺。

像是依附到別人身上，希望對方拯救自己；或是為了短暫的逃避，而沉迷於對自己有害的事物。

有時還會出現莫名的執念，覺得「只要得到○○就能安心了」，反而讓自己的心被重重捆綁，縮小了人生的可能性。

此外，還有許多人雖然想挑戰新事物，卻因為「害怕失敗」的不安而躊躇不前，結果只能沮喪消沉地度過每一天。

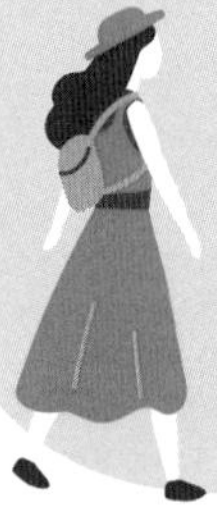

所以，反過來思考：如果我們能有效控制自己的「不安」，那麼無論是去哪裡，或是想做什麼，都能變得更自由、更有決斷力，也能過著更充實自信的人生。接下來，就為各位說明，採用什麼樣的「思考方式」，才能成為「不會想太多」的人吧！

人為什麼會那麼「不安」？

乍看之下，「不安」似乎是一種很麻煩的情緒，但是，它其實「很有用」。

除了不安之外，人類還有憤怒、沮喪、悲傷、嫉妒……等種種情緒。這些情緒會讓人感到傷心痛苦，因此，很多人或許會想，如果這些情緒可以全部消失就好了。

但是，其實這些情緒都是為了保護我們而存在的。

舉例來說，如果摸到滾燙的東西卻感覺不到「燙」，人就會燙傷；同樣的，若是受傷時感覺不到「痛」，長期下來，很可能會危及性命。

無論是「燙」或者「痛」，都是讓人不舒服的感覺，誰都不想有這些感受。

但是，如果真的失去這些感覺呢……？

這麼一想，就會發現，我們每天都活在它們強大的保護之中。人的情緒，其實也等同於內心的感受。相對於身體的感覺是在告知我們「那些事對自己的身體有何影響」，情緒就是在提醒我們「那些事對自己的心有何影響」、「對自己這個存在又有何影響」。

不需要刻意「消除」不安

不安的情緒，是在提醒我們：目前「不能確保安全」。

若是走在漆黑的山路上，不但不感到不安，還悠哉地邊聊天邊隨意亂走，很可能一不小心就會摔落山谷。只有當人感覺到不安時，才會謹慎地一步步向前摸索，甚至在某些時候做出「不要再往前走了」的決定。

與別人接觸時也一樣。

當我們與他人初次見面，因為不了解彼此、也「不能確保安全」，所以在接觸時會謹慎以對。對於不了解的人，我們不會馬上敞開心房。

從結果來看，這樣不安的情緒，其實可以大大減少我們遇到危險的機會。

當然，每種情緒也都有其存在的意義，這在後面會詳細說明。

因此，當我們發現自己出現負面的情緒，或是因為那些情緒而產生困擾時，先不要去否定它，而是要去仔細思考「到底發生了什麼事」，然後找出引發這些情緒的「根源」，再做出妥善處置。

這與感覺到「燙」就縮手、避免進一步接觸，或是感覺到「痛」就拿開危險物品、避免受傷的反應，是一樣的。當我們感到不安時，只要告訴自己「原來我現在覺得不安全啊」，然後再做出應對即可。

所以，「不安」這種感覺並不單純是「令人討厭的情緒」，而是可以保護我們的探測器。

不多想、不糾結的方法

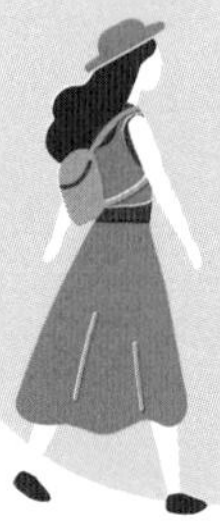

人類會對「未知」的事物感到不安。

因為「未知」經常包含著「不能確保安全」的部分。

但是，依事情的性質，可以將「未知」變成「已知」（掌握資訊），進而解除自己的不安。

舉例來說，你可能因為之前說了一些話，所以「擔心對方會覺得自己多管閒事」；但是，如果真的很在意這件事，其實可以直接詢問對方。

說不定，對方會感謝你「多虧你的提醒，所以事情順利解決了」，這時就會知道「原來對方並沒有那麼想」，自己也能因此放心，而一直掛在心上的煩惱，也就因此煙消雲散了。

這個時候，對方的心情就等於從「未知」（不知道對方如何看待），變成了「已知」（對方並不覺得自己多管閒事）。

從文字的表面來看，「未知」的事物，就是當中存在著「不為人知的部分」，所以會讓人產生不安全感。

因此，會感覺到不安是很正常的，會想東想西也是很正常的。

「對於自己不了解的事，感覺不安是正常的。」

只要能明白這一點，就能讓自己從許多的不安當中釋放。

事先為某種程度的「不安」做好心理準備

只要我們過著正常的生活，就難以避開「未知」的事物。

因此自然會碰到「無論如何都放不下的事」，以及「無法避免的不安」。

例如，進入新的環境會感到不安，這是身為生物最自然的反應，因為那裡充滿了「未知」。

雖然可以事先做一些調查，或是尋求他人意見，盡可能減少不安的感覺，但是，仍然不可能「完全掌握資訊」。

不管怎麼做，都還是會有「不了解的部分」。

在這種情況下，能否抱持「此時會感到不安是正常的」的想法，完全取決於自己是否有辦法順利轉換情緒。

因為，當我們想消除掉所有的不安時，類似「如果〇〇的話該怎麼辦」的擔憂，就會不斷出現，永無止境。

對於不了解的事，人類永遠都找得到讓自己擔憂的地方。

一旦產生了「如果〇〇的話，該怎麼辦」的想法，隨後便會跟著無數個「要是事情因此變成那樣」的想像，然後這些想像又朝著越來越壞的方向轉變，導致不安無限膨脹，最後，整個人就淹沒在不安的情緒裡。

但是，要是能事先理解「有某種程度的不安是正常的」，就會立刻知道「啊，又來了」，不但心情會很快放鬆下來，很多事也不會那麼在乎了。

試著拿掉「不安的濾鏡」

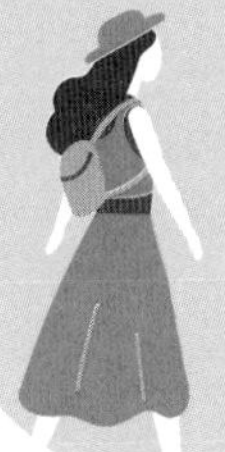

大家應該都有過在重要報告的前一天，因為擔心「失敗的話怎麼辦」，而徹夜難眠的經驗吧？

那個時候，腦海中會不斷浮現「要是〇〇的話」、「如果別人覺得〇〇的話」等等想像，讓心情忐忑不安。

畢竟，第二天報告的結果還是「未知」的，因此很難不感到不安。

這是「正常存在的不安」。

但是，如果不能認知到「自己會感到不安是正常的」，就無法控制自己的情緒。如此一來，在面對其他事物時，就會全部透過放大缺點的「不安濾鏡」來審視，讓所有的事都變得令人擔憂。

當人戴上了「一切都令人擔憂」的「濾鏡」，去看待周遭的事物，便會不斷看到「讓人覺得不安全的地方」，然後陷入「要是發生○○的話該怎麼辦」的憂慮。

誰都不知道「未來」會發生什麼事，只要去思考未來，就一定會感到不安。「思考未來」與「感到不安」當中存在著無法斬斷的連繫，即使想要擺脫，也找不到方法。

因此，在自己陷入「要是○○的話」、「如果別人覺得○○的話」的「負面循環」之前，必須要有能力及時加以察覺。

未來與不安是配套的，因此，思考再多的「要是……」，也無法得到安全感，這點一定要謹記。

一旦理解「有某種程度的不安是正常的」，便能展開正面行動的第一步。

試著拿掉「不安的濾鏡」吧。

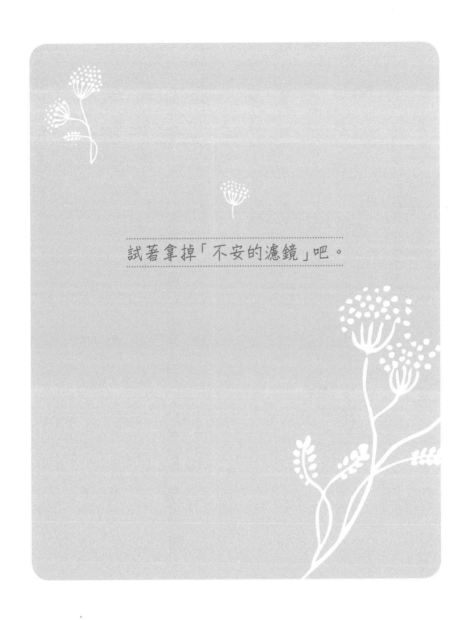

先療癒「辛苦的自己」

只要理解「有某種程度的不安是正常的」，就能拿掉「不安的濾鏡」。

因為我們知道，當自己戴著「不安的濾鏡」時，拚命擔心「這裡不太安全」或「那裡也很危險」，一切就會變成沒有意義的事。

一旦拿掉了「不安的濾鏡」，再回過頭來看自己，只會看到「艱辛背負著不安的自己」。

即使知道那是「正常存在的不安」，但是一直扛在肩上，也會造成壓力，所以我們需要學習去「療癒一直承受壓力的自己」。

「要是〇〇的話……」

「如果別人覺得〇〇的話……」

如果我們一直以這些想法逼迫自己，等於是在給艱辛地迎接著新挑戰的自己，再一次沉重的打擊。

至少，我們可以不要逼迫自己，並試著去療癒自己。

告訴親密的人「自己明天會很辛苦」，讓對方給予一些溫暖的安慰；用自己最喜歡的方式去放鬆心情；給自己來個「小奢華的犒賞」，提振精神……

試著去找到適合自己的療癒方式吧！

當自己因為太緊張而徹夜難眠，就不要再苛責自己：「要是因為睡眠不足導致報告成果不佳，你要怎麼辦？」

請試著以溫暖的態度，安撫為失眠而苦的自己，讓自己躺下來，對自己說：「讓身體稍微休息一下」，如此就能讓心情慢慢變得平靜。

再來，為了找回平常心，可以採取一些方式，讓「身體」變成我們強而有力的夥伴，這部分會在後面詳述。

掌控「心的方向」，自由收放「情緒」

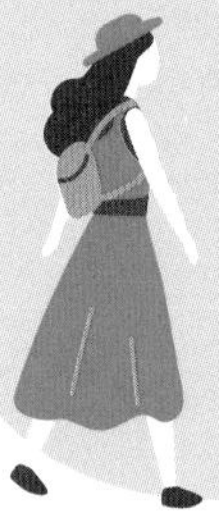

「不安」的心情之所以不斷產生，是因為我們的視野全部被捆綁在「某一個點」上。

舉例來說，當我們眼中只關心「報告能不能成功」，內心就會變成一座「不安的加工廠」。

因為，這時逼迫我們的就不只是「報告會不會成功」這件事，還包括：

「結果才是一切。」

「這個報告攸關自己的評價。」

「自己必須全部一個人來。」

……以上種種讓情況雪上加霜的問題。

這種時候，我們會需要轉換一下觀點，才能讓自己從重重束縛當中掙脫出來，獲得解放。

拿自己來「做實驗」

將視野從「要是失敗的話怎麼辦」的主觀角度，切換成「現在的自己已做好某種程度的準備，不知道能發揮多少成果」的客觀角度——也是消除不安的有效方法。

這是一種觀察自己「做到何種程度的準備，才能獲得何種程度的成果」的思考角度，與給自己施加壓力的「只許成功不許失敗」的想法完全不同。

像這樣從遠處去觀察自己所置身的狀況，並將之當成一種實驗，就可以大大放鬆自己的心情。

如果將目標放在「成功地做好報告」，就會製造出無數個「要是○○的話怎麼辦」的煩惱。因為一旦以「完美」為目標，就會找到源源不絕的「不足之處」

及「令人不安的地方」。

不過，如果目的是「想要了解這個程度的準備，實際上可以獲得多少成果」的話，又會怎麼樣呢？

由於最開始就已經考慮到會有「不足之處」，自然就能夠放下完美主義。

即使因為想到「要是○○的話……」而不安，也能從別的角度去思考：

「如果結果真的是那樣，又會如何？」

「不然來看看，是不是真的會發生○○的情況？」

如此一來，也能知道「此次這個地方準備得還不夠充分」，然後將這次經驗活用在「下次嘗試的新機會」。

如果是實驗，無論得到的結果是成功或失敗，都能夠成為未來的助力。

「是否安全」在這裡已經不是問題，因此便很容易將自己從不安的情緒中解放出來。

讓心立刻變輕鬆的「觀點」

加入以上的思考方式、試著擴大自己的視野，能讓內心變得更安定。

你是否曾經在熬過一連串痛苦的時期之後，才發現「啊，原來自己是為了學會這些，才這麼辛苦啊」？

身處在痛苦的漩渦當中，會覺得「為什麼老是遇到這種事……」，但，等到事過境遷，再回過頭去，就會發現「自己在那段時期，真的成長了許多」。

讓自己像這樣，抱著更大的視野，就不容易被眼前的小事阻擋。

一場報告能否成功，當中包含著許多因素。

即使已經做好了某個程度的準備，也可能因為一些意想不到的原因，而讓一切毀於一旦。

這時，如果所有目光都集中在「眼前的成敗」這一小部分，那種不安會讓人產生「失敗了就活不下去」的感覺。

但是，如果能從整體的角度思考，明白「就算失敗了也是那時的事」，便能讓自己輕鬆很多。

例如，有的人因為遭逢失敗而強迫自己轉行，卻因而找到了自己的天職。然後，在度過難關時認識了幫助他的新夥伴，那個人後來成為他最忠實的支持者，這種事也並不罕見。

當然，身為普通人，我們自然想在報告時獲得「好結果」，但是那個「好結果」，也只是在「現在這個自己」的小小視野中，所能看到的「最佳結果」。

如果視野能看得更寬廣，或許就會發現，真正的最佳結果，在其他地方。

人類既然不是完美的存在，那麼在「那個時候」所得到的答案，也不會是「完美的答案」。

盡自己可能地去努力，然後就交給人力所不能及的、更大的「命運河流」。

偶爾試著從這個角度去思考，放下對「失敗」的擔憂，你會發現令人意外的效果。

如果目光總是朝向「自己」

放下「自己到底有沒有做好」的擔憂吧！

這個方法，對於緩和在人前的公開活動，或面試等「重要現場」時，所產生的緊張，非常有效。

「自己到底有沒有做好？」

「別人是怎麼看自己的？」

當目光像這樣朝向「自己」時，就會忍不住去尋找自己的「不足之處」，加深緊張的程度。

但是，無論那個現場是某次報告或是徵才面試，都需要與人溝通；既然有需要溝通的「對象」，那就屬於人際關係，現場也就成了與他人交流的場合。當我們與其他人做一對一的交流時，會需要考慮「對方」的立場，在表達意見時也要考慮到「這麼說，對方能了解嗎？」、「對方能跟得上我說的話嗎？」等等，讓自己的話更簡單易懂。

大家可以想像一下自己與小朋友對話的場景，會更容易理解。

基本上，我們很少會介意「這個孩子是怎麼看自己的」，反而會去思考「自己要怎麼說，才能讓這麼小的孩子，了解自己的想法」。

工作報告或匯報的運作，與人際關係的運作結構是一致的。

如果把焦點放在「對方」身上，思考「這麼說，對方能了解嗎？」、「對方能跟得上我說的話嗎？」，就不會糾結在「對方到底是怎麼看自己」這一點上。

如此一來，也不會為緊張所困擾，甚至還能用溫暖的心情，去感受自己與對方的連結。

像這樣抱著「人際關係互動」的觀點去看待事情，遇到失敗的時候，就能幫助自己擁有更靈活、更具彈性的反應。

若是因為緊張過度而導致失敗，腦袋裡就會塞滿「我失敗了」、「大家一定覺得我很糟糕」這些「自己」的事。

但是，如果從「人際關係互動」的角度去思考，就會明白「對方應該能理解我的緊張」，然後笑著向對方坦白，「因為自己太緊張，所以失敗了」。

結果很可能會大大緩和現場的氣氛，甚至提高對方對自己的評價，覺得自己是「能夠柔軟處理尷尬場面的高手」。

擁有「人際關係互動」的觀點，可以讓自己在重要報告的前一天晚上，也能保持平常心。

「別怕，對方也同樣是人，只要拚命努力了，他們應該能理解。」

「別怕，對方也同樣是人，應該能了解自己因為太過緊張，而沒有發揮全力的問題。」

「下次一定會更好」的轉念

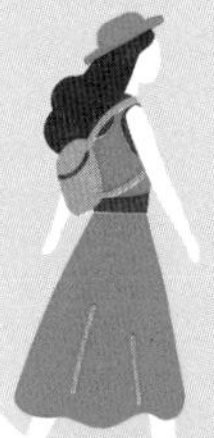

看到這裡，應該就能明白「完美主義」與不安有強烈的關係了吧？

越是認真的人，越容易追求「完美」。

但是，世界上沒有人是完美的。

人不是機器，不完美是理所當然的事。人會因為與生俱來的特質及狀況，受到各種條件的限制及左右。

人生，可以說就是在這些限制當中，找到如何活得更像自己的道路。

因此，「追求完美」這個選項，基本上就是不現實的。

如果以「完美」這種不可能的事為目標，那就會永遠都在尋找自己「不夠好」的地方，並且永無止境地為「要是○○的話怎麼辦……」的煩惱而擔憂。

因此，越是提早認清「沒有人是完美的」，在很多方面才能更加順利。

不去「追求完美」，而是轉向「盡可能去努力」這樣的態度，能讓自己在處理許多事情時，大大減輕壓力，也能更有餘裕。

「追求完美」其實是一種不斷「挑剔」自己的態度，也是一直在用「是否還有哪裡不夠好」的目光去質疑自己。

與其如此，為什麼不用「到目前為止，真是辛苦了，下次一定會更好」的溫暖眼光去看待自己，讓自己的心，隨時保持在平靜之中呢？

覺得自己被全世界拋下時

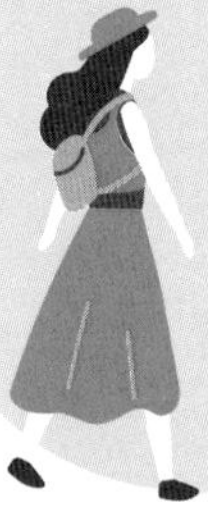

像是看到朋友轉換跑道出去獨立創業，就產生「自己現在這樣好嗎？」的感覺；或是看到朋友們全都結婚了，就覺得「自己被全世界拋下了」。

又或者是去參加自我啟發課程，聽到「如果不趕緊利用時間取得各種資格，將來會很慘」、「一定要更積極地擴展人脈才行」等等話語，就開始焦急起來，想著「自己一事無成，真的很糟糕」。

有些時候，我們會像這樣，被周遭的情況影響，而產生強烈的不安。

但是，事實是我們即使考慮得再多，未來也不一定會照我們所想的進行，因此，所有人對於將來，都會抱著某種程度的不安。

那是「正常存在的不安」。

但是，那種「一直存在的不安」，與「某些時候才特別感覺到的強烈不安」，在性質上是完全不同的。

「某些時候才特別感覺到的強烈不安」，是一種覺得「自己這樣下去不行」、「不振作起來就要活不下去了」的強烈急迫感。

一旦被這種不安困住，就會陷入彷彿永遠找不到出口的恐慌狀態中。

然後，就會開始對「活著」這件事感到恐懼，覺得「再努力也沒有意義」，整個人失去活下去的動力。

這會導致一個人做出衝動離職、匆促地與不愛的人結婚、莫名花費時間去考取沒有興趣的資格證照等……許多讓自己後悔的事。

因此，我們對於這種類型的不安需要有更多了解，才能及時做出正確處置。

當腦中劃過「將來的事」時

如果突然對自己失去信心、對將來的事也感到強烈的不安，只要稍微搜尋一下原因，必定會發現「衝擊」的存在。

「我未來還有沒有可能結婚、過著幸福的日子？」

當這種不安突然變強，很可能是之前翻雜誌時，看到某個人幸福的婚後訪談，給自己留下了強烈的印象。

「我的人生真的沒問題嗎？」

若是突然對將來的事或老後的生活感到不安，則很可能是聽到誰生病了，或是自己的經濟狀況出現了危機。

當我們被這種強烈的不安給困住時，**不要只去解決「不安」本身，而是要找出「衝擊」的原因，並且養成提醒自己「啊，原來我受到衝擊了」的思考習慣。**

只要找到「原來就是因為這個」的原因，心情便能平靜下來、恢復到「原本的狀態」，即使心裡還是有著「不知道自己能不能結婚、過著幸福生活」的不安，但是，至少可以冷靜地思考人生。

或者，也可以向「終生未婚卻仍過著幸福生活的人」學習，或許也能看到別的可能性。

不要只糾結在「不知道自己能不能結婚、過著幸福生活」這一點，也要同時去思考「結婚之外的可能性」，找到「無論結不結婚，都能幸福地活下去」的人生道路。

何時需要思考，何時不需要思考

但是，或許有人會想，「難道不需要針對自己想要的生活方式，事先去思考像是工作、結婚或是考資格證照的事嗎？」

當然，這些事情也是很重要的，思考自己想過什麼樣的人生、想做什麼，其實也是很有意義的事。

但是，這些事只適合在「正常狀態」的情況下思考。

當我們被不安所糾纏，只想大喊「誰來救救我」的時候，是沒辦法做出平衡思考的。如果無法控制自己，做出了衝動的決定，後面等著自己的，就會是源源不絕的「不應該是這樣」的懊悔。

因此，當我們必須處理衝擊帶來的效應、思考自己的人生，最好可以避開情緒不穩的當下，選擇其他更冷靜的時候再來評估。

想讓人生順利的祕訣，就是在每天快樂平穩的生活中，循序漸進，慢慢地擴展自己的可能性。

如果是工作，就是讓能量累積到「差不多該進行下個階段了」的狀態，然後去提升職場上的能力。

如果是婚姻，就是努力與戀人建立美好的關係，然後順其自然地發展下去。

如果是資格證照，就是在每天充實的工作中評估「會不會考個資格比較好」，再去做決定。

如果人生的每個發展都像這樣具有連續性，一旦發現當中有些情況不對，也能立刻修正回原來的軌道。但是，若是在衝動之下，突然跳到沒有任何累積及基礎的地方，而最後失敗了，就會陷入不知道該何去何從、孤立無援的狀態。

當我們受到衝擊的時候，要試著提醒自己「那樣很好，希望有一天我也能轉換跑道或是結婚。但是，那不是現在」，然後回到自己原來的步調。

即使和別人不一樣也沒關係，只要能在對自己而言最好的時機，轉換跑道或是結婚，那就是最好的一件事。

將目光放在「當下能做的事」

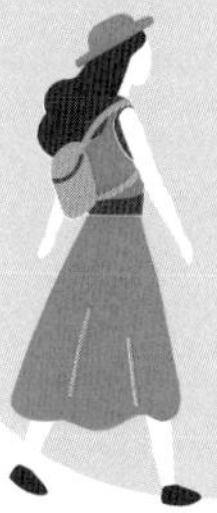

「不安」這種情緒，原本的功能就是提醒我們，為未來做好準備，同時努力累積讓自己安心的資源。

例如，如果擔憂「未來會有大地震」，可以藉著「在現實中事先做好準備」，來解消某些程度的不安。

為了防範地震，我們個人所能做的，就是事先固定好家具避免傾倒、購買防災用品等有實際幫助的事，除此之外，就超乎人力所能及了。畢竟沒有人能預測地震何時發生，也無法真的做好萬全準備。

人類「最能發揮實力的時刻」

不知道為什麼，人類總會有種「不未雨綢繆就會失敗」的想法，有些人若不時時緊張擔心，就會害怕自己「因為太過鬆懈而招來惡運」。

這些人，或許從小就生活在只要一表現出開心的情緒，就會被別人指責「太得寸進尺會有報應」、「永遠都不要露出破綻」的壓抑環境中。

這種「不未雨綢繆就會失敗」的念頭，甚至會讓某些人主動去增加不安的來源；他們覺得，如果腦中沒有被不安給塞滿，就會招來不好的結果。

但是，總是去擔心還沒有發生的事，並不會讓結果變好。

從「防震」這件事的角度去思考就知道，地震不會因為我們擔心，就不發生了。因此，認為「過度擔心」就可以帶來好的結果，是一件很荒謬的事。

之所以會這麼說，是因為我們只有將注意力集中到「當下」，才能發揮最大的力量。

我想，不管是誰，應該都曾經有過「因為太過專心而忘記時間」的經驗吧！在那段時間裡，我們心中沒有任何不安也沒有其他多餘的想法，只是一心一意，專注於眼前的事。

這種狀態，最能幫助我們發揮所有的力量，當然，也能獲得最好的結果。

一旦開始為未來擔憂，我們的注意力就會被分散、無法專注於「當下」；除了浪費珍貴的能量，更會讓自己得到不好的結果。

就如同前面章節所提到過的，「當下」才是讓自己每天過得自在愉快的重要關鍵。

如果感覺到不安，就把注意力集中到「當下」吧！

只要「當下」能做好現實中的準備，那就夠了。

這樣，一定能帶來最好的結果。

「不太會感到壓力的人」都怎麼做

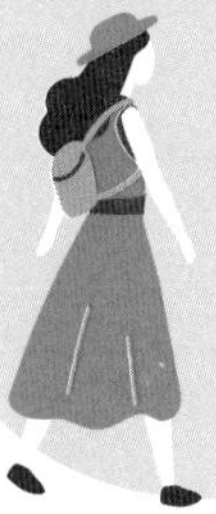

當公司設立「必須達到○○的銷售額」或「在TOEIC中得到○○分」的任務或目標時，很多人都會感受到超出負荷的壓力。

這種狀況下，最好的建議就是：「不要想太多，放鬆精神就好」。

但是，會因為被交付任務而產生壓力的，大多是個性認真的人，他們會盡可能地去完成工作。

即使告訴他們「放鬆精神」、「不用太在意，差不多就可以了」，他們也沒辦法接受，或者根本不知道該怎麼做。

這時，「活在當下」這個想法可能就會有幫助。

為了專注於「當下」，就拋開擔憂吧！

會因為被交付任務而感受到壓力，是因為他們將眼光放到了「未來的結果」。由於太過擔心「未來的結果要是不好怎麼辦」，使得「現在」完全被不安給占據了。

這就是「因為太過在意未來，以致於注意力被分散」的狀態。

也就是說，他們對於現在的集中力已經下降了，所以就更難完成任務。

當我們看到一個人一直擔心「是不是有什麼地方疏忽了」、「如果不順利的話該怎麼辦」，會覺得他既「認真」又「熱心工作」，但，事實上，他的注意力早已被「未來的結果」吸引過去，對於「當下」，可以說只是應付而已。

先不管任務或目標如何，要是能抱著「先專心做好眼前事物」的態度，通常都能獲得最好的結果。

雖然確實不會知道自己最後能否達到標準，但努力在當下的事，至少能獲得比注意力分散更好的成績。

此外，如果足夠積極努力，在大多數場合，態度及努力都能獲得認同。

如果，最後還是沒有受到公司認可，那麼就像前面章節所說過的，試著用「更寬廣的視野」去思考。

不要只盯著「自己沒有達標」這個小小的部分，而是去思考：

「這個任務真的符合現實嗎？能夠提升員工的能力嗎？」

「透過這次的任務，我發現自己比較適合慢工出細活的工作；如果是其他的工作，或許更能提升我的能力。」

這麼一來，或許就能看見之前一直沒有發現的盲點。

還能幫助自己發現：或許，現在是人生應該往前的時候了。

將大問題「細分化」，改變看事情的角度

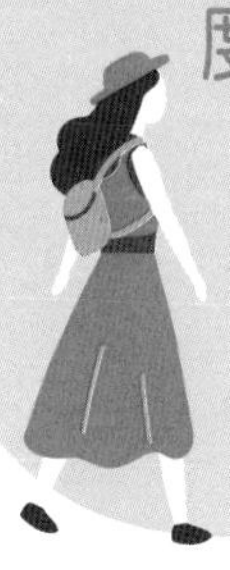

當我們被交付一個大型的工作項目時，時常會出現「沒有自信，不知道該從哪裡著手」的問題。如果像這樣被工作或目標這個龐然大物給嚇到了，可以試著運用一個訣竅。那就是：「將問題細分化」。

但是，前面明明說過，透過「更寬廣的視野」可以減輕自己的不安。這裡又說「要將大問題細分成小問題」，聽起來似乎很矛盾。

不過，事情並非如此。這兩種思考方式，其實都能幫助我們從「被困在某一點」的情況，獲得自由。

如同前面所提過的，當我們的眼光只放在其中一小部分，就會覺得問題變得

如果將大問題「細分」成小問題……？

越來越大，進而加深自己的不安。這種時候，就可以透過擴展自己的視野，將問題放到「沒什麼了不起」的位置，讓自己冷靜下來，思考問題。

會不會太過在意「問題的大小」？

另一方面，這裡的狀況是：自己被應該處理的事物之「龐大」給擊垮了。

這是因為太在意「龐大」的狀況，而產生了過度的防備心。

但是，只要仔細思考就會明白，無論工作項目的規模再龐大，最終也只是小型工作的集合體。雖然有必要訂定全體的計畫，但是，如果拆開來看，它們就是一個個獨立的小型工作。

比起工作本身的難度，這裡最大的問題，反而是被工作規模及不得不成功的壓力所擊垮的「自己」。

想要判斷「該從哪裡著手比較好」，就必須看過整體的工作計劃，再進行思考。但是，當我們陷入不安的狀況時，就無法擁有開闊的視野。

這個時候，我們的眼裡就只剩下「那個必須完成」、「這個必須進行」的

「零碎部分」。如果有能力冷靜思考，就會發現這些「零碎部分」全都是有關聯的，有些甚至只要完成其中一個部分，其他的部分就會自動進行下去。

「總之先著手進行」的解決方法

將課題細分為小部分的其中一個方法，就是「寫出必要事項」。

試著將達成最後目標所必須進行的事項寫出來，再從中選出一個最容易著手的工作開始進行。

當我們想要越過一座從未攀登過的高山，在最開始的時候，一定不會知道哪條登山路徑才是最輕鬆的。所以，只能先選擇一條看起來比較容易的路徑前進，再慢慢找出更好的路徑。

如果只是一直待在什麼都看不到的山腳下，煩惱著「該怎麼辦」，就永遠不會有機會發現更好的路徑。

在我們思考著該從哪裡著手的時候，其實可以適當地向別人求助。

如果只是在自己的腦中不停煩惱，不安就會一直累積；但是透過和別人一起討論，順便在腦中進行整理，就會覺得那些不安，其實是「正常的」。

即使對方沒有提供實際的解決方法，也沒關係，很多時候，只是透過彼此的討論、對問題進行整理，就能找到自己應該前進的道路。

這時，最重要的就是慎選討論的對象。

有的人會一直逼問說：

「有沒有辦法解決呢？」

「是不是早點進行比較好？」

這樣的人反而會加深自己的不安，還是避開比較好。

和一個情緒穩定的人談話，會讓人心情平靜。他能理解你「被交付這麼大型的工作項目，多少都會陷入恐慌」的狀況，也能安慰你「用原本的方式就好，現在著手的地方就很不錯」。

另外，這裡所說的「將問題細分化」的方法，也能將被「未來的結果」所奪走的目光，有效地轉移到「當下」。

「我真的有辦法做到嗎……」

「我該怎麼進行才好……」

一旦開始擔心這些問題，我們的目光就被「未來的結果」給奪走了。而解放我們內心原有柔軟的關鍵詞，就是「當下」。所以，將目光放在「當下能做的事」，是非常重要的。

不管是寫下必須進行的事項，或者是其他，總之，先從能夠著手的地方開始進行，這才是真正將注意力集中到「當下」的表現。

如此一來，不但可以拿回自己因為擔憂未來而失去的力量，還能找回挑戰這項工作的勇氣。

放開舊的，新的才會來

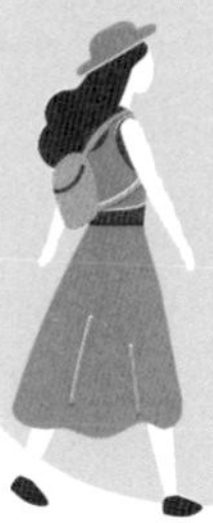

即使明白專注於「當下」的重要性，人還是會對未來感到不安。

「如果失去了最愛的人該怎麼辦？」

「如果重要的朋友某天離開了怎麼辦？」

這種類型的不安，最容易讓人無法專注於重要的「當下」。

與成為自己心靈支柱的人們生離死別，是非常痛苦的事。

在前面的章節也曾稍微提到過，為了避免「當下」被這種「不知所措」的不安所取代，其實有一種十分有效的思考方式。

對於現在的自己來說，去思考「戀人可能和自己分手的未來」，是一件非常可怕的事。而，未來的那個自己，也會有在那個時間點才會有的感受。

在那個未來，自己或許已經看到了戀人的各種面貌，然後發現「跟這樣的人在一起不會幸福」。即使自己付出了真心，對方卻還是選擇離開，讓自己了解到，對方「並不是適合自己的人」。

人類在失去重要的人事物時，都必須經歷「悲傷的過程」。

即使悲傷到感覺自己「再也無法恢復了」，也還是擁有讓自己撐過來的力量。在那之後，又會出現適合「那時的自己」，全新的未來。

因此，不要害怕失去。

累積越多「幸福的當下」，才能讓人生的品質變得更好。

如果戀人是真正適合自己的人，在累積了許多「幸福的當下」之後，自己和對方之間的連結，也會變得更強大。

另一方面，如果自己在認真地累積「幸福的當下」時，對方卻離開了，那就表示對方並不是適合自己的人。接下來，只要努力走過「悲傷的過程」，就能找到更適合自己的對象。

如果害怕現在非常要好的朋友「有一天會離開自己」，那就和戀人的情況一樣，只表示對方是不適合自己的人。

有時候，還有搬家等狀況造成的物理性分離。就算自己希望「有了距離，關係不變」，但事實上，還是有可能會因為分隔兩地，而讓彼此的關係出現距離。

「親密感」是由彼此間的感情及物理上的距離而決定的。我們現在會與對方如此親密，或許也是因為雙方距離很近，又可以隨時見面的關係。

但是，不管之前建立了多麼深的羈絆與連結關係，當彼此分隔兩地，各自過著自己的生活，久而久之，還是會慢慢拉開距離。

雖然聽起來很寂寞，但也是自然的變化。

因此，只要認真地度過每個「當下」的時刻，就一定會出現適合「那時的自己」、新的心靈支柱。

然後，一度因為距離而生疏的朋友，也可能因為環境的變化，再次親密起來也說不定。

像這樣站在更高的位置，去看待各種變化，對於戀人及朋友的關係，也會擁有更強的安全感。

在意「別人對自己的看法」時

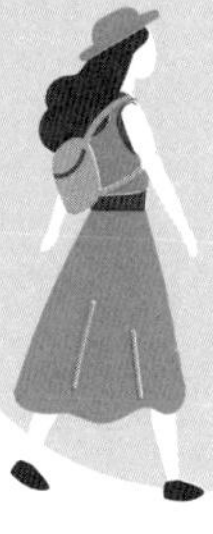

在人際關係當中，很容易讓人想太多的，就是：「別人怎麼看待自己」。

一旦開始在乎「別人怎麼看待自己」，事情就會沒完沒了。因為「別人心裡想什麼」，就算我們想破頭也「不會知道」。

即使對方到目前為止，看起來是喜歡自己的，也無法保證今後會一樣；有時候以為對方「可能討厭自己」，卻發現他只是在自己面前太過緊張，所以才顯得不自然。這樣的狀況經常發生。

因此，對所有人來說，這些事情都是沒有答案的。

只不過，有些人非常在意這件事，有些人則沒有太大的感覺。

這又是為什麼呢？

這是因為每個人對「別人怎麼看待自己」的想法都不同，有些人覺得非常重要，有些人則覺得無關緊要。

舉例來說，有些人必須透過讚美，才覺得自己有價值，一旦無法得知「別人怎麼看待自己」，就無法感受「自己的價值」，因而變得不安。

而害怕被別人否定及傷害的人，更會被「別人怎麼看待自己」這件事直接影響到內心的狀態。

當然，也有人覺得「別人怎麼想」是別人的事，自己無法做什麼，所以根本不會在意。

說到底，那只是「對方的反應」

首先，可以一起來看看大原則：

人只要活著，就會不斷以各自的價值觀去定義事物。

如同嬰兒會將每個東西都放入口中做確認一樣，人類的這些行為，全都是為了確保自己的安全。那本身並不是什麼壞事。

況且，有時候覺得「那個人不太可信」而保持距離，更可能直接關乎安全問題。重要的是，我們都有不同的「思考模式」及「感受方式」。

每個人與生俱來的性格不同，成長的環境也不一樣，現今所處的生活狀態也有所差別；即使看見相同的東西，所思考及感受到的部分，也會不同。

自己覺得很好的東西，有時候，對方不一定這麼想，這也是很自然的事。

因此，「別人怎麼想」，只是單純表示「那個人在那個時間點接收事物的方式」，只代表「那個人當時是這麼想的」，沒有其他更複雜或更簡單的意義。

會造成問題的是，我們自己把一切「複雜化」，以及對方強迫我們接受其想法的情況。

究極的「自我療癒法」

情況之所以會變得「複雜」，是因為我們覺得「對方所給的評價能決定自己的價值」。

例如，當我們打扮得與平常稍微不同，就會在乎「別人是否覺得奇怪」或「別人怎麼想」，因為我們覺得自己的服裝品味，可能會遭到別人的批評。

但，事實上，我們根本不知道別人怎麼想，也不知道對方到底有沒有注意到我們的衣服與平常不同。

當我們想要做出與平常稍微不同的打扮時，通常都是有理由的。

原因可能是「想稍微冒險一下」、「想嘗試新的時尚風格」，或是「想要不同於平常的自己」。

這個「理由」只有自己知道，也只有自己會給予尊重。

其實，會在意他人的評價，很可能是過去累積下來的「微創傷」所造成的結果。在醫學上，心理創傷（psychologicaltrauma）是人遭遇致命的危險或衝擊所產生的後遺症。即使不到攸關生死的程度，我們平時在日常生活當中，也經常會有讓心靈受傷的經驗。

這種由他人所造成、不至於危及性命的心靈傷害，我稱之為「微創傷」（petittrauma）。很多時候，他人的批判、負面評價及人格否定等等，各種體驗都會造成「微創傷」。

一旦心理出現這種「微創傷」，為了避免再次受到他人的攻擊，當事者會變得非常在意他人的眼光。

這就是「微創傷」的症狀。

為了讓自己能活得更柔軟更強大，必須慢慢地療癒自己的「微創傷」。雖然可能會花上一些時間，但每個人都擁有這種自我療癒的力量。

如果想要挑戰全新的服裝風格，而那也是自己真正喜歡的，就讓自己成為「自我挑戰的第一個、也是最強大的支持者」吧！

別人怎麼想，那是那個人的感受方式。

世界上並沒有絕對的評價標準。

此外，人們總是會對變化感到不習慣。

但這只是對「與平常不同的事」感到太過突然而產生的不適應而已，與內容的好壞沒有直接關係。

這種突如其來的不適應感，一般而言，發展到最後，都會「習慣」。

因此，當別人一見面就說「你的感覺和平常不一樣耶」，那也只是反應出「你與平時不同」的事實而已。但若是透過「我很糟糕」的「微創傷」濾鏡，就會覺得別人是在批評自己「和平時不一樣，很奇怪」，或是「為什麼要打扮成那個樣子」。

所以，如果你聽到別人說「你今天感覺起來和平常不一樣耶」，只要回答下列這些話就好：

「對啊，我今天想挑戰新的風格。」

「我突然想轉換一下心情。」

因為，事情就是這麼簡單。

而且，或許還會有人讚美說「這種感覺也不錯」。

如果真的遇到有人批評自己「很奇怪」，這個部分，會在下章詳述。

停止「不好的想像無限擴張」的訣竅

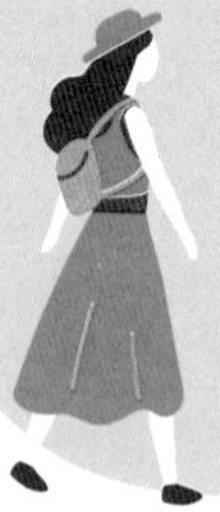

每次只要發生什麼事，就會往不好的方向想——這應該是許多人都想治好的「壞習慣」。

像是只要打電話給戀人沒接，或是對方遲遲不回訊息，就會開始擔心「是不是被對方討厭了」，這就是屬於「壞習慣」的一種。

明明都還不知道真正的狀況，就自己編出一段「可能已經被討厭」的可憐故事。這是因為這個人平常就戴著「自己容易被討厭」的濾鏡，所以很容易理解。

原本只是單純地「打電話沒接到」或「回覆訊息比較慢」而已，但是，一旦透過帶著偏見的濾鏡，就會變成「可能被對方討厭了」。

以同一個狀況來說，如果是戴著「自己是被愛的」這種粉色濾鏡的人，大概只會覺得「或許是有什麼事不能接電話吧」或是「每次回信都這麼慢，真的好懶」。也就是說，他們只會單純地覺得「應該是有什麼事」。

這個「自己容易被討厭」的濾鏡，很可能就是來自於過去的經驗，及「微創傷」所造成的傷害。

雖然要立刻脫下這個濾鏡有點困難，但是，至少要察覺到自己有這樣的問題——即便只是這樣，都能大大地改善情況。

當自己陷入「可能被討厭」的負面想像中時，「很可能已經真的被討厭了的證據」就會一個個浮現出來。

「這麼說來，上次也是……」

「之前還說了那樣的話……」

「因為打了太多次電話和簡訊，對方可能嫌自己麻煩了……」

然後，就變得越來越不安。

這個時候，如果能提醒自己「你正戴著『自己容易被討厭』的濾鏡哦」，就能避免完全陷入負面思考的惡性循環中。

如果還可能有餘裕冷靜思考，請告訴自己：

「雖然有可能是真的被討厭了，但是，現在先不要太早下結論，等下次見面，再看看情況吧！」

除了「自己容易被討厭」這個濾鏡之外，還有更多「自我貶低的濾鏡」。

像是「反正我做什麼都會失敗」的濾鏡，就是阻止許多人面對新挑戰的最大障礙。

每次想要挑戰新的事物，「反正我做什麼都會失敗」的濾鏡就會不斷冒出「要是○○的話怎麼辦」的恐嚇來干擾自己，而始終不敢踏出新的一步。

然後，自己就這樣，什麼都不敢做，到最後，只剩下「失敗的人生」。

總是習慣用這種「濾鏡」來看待自己的人，基本上，連自己已經戴上有偏見的濾鏡，都不會發現。

所以，接下來就要告訴大家，能簡單找出「自我貶低濾鏡」的方法。

將自己換到「別人的立場」

例如，你聽到好朋友打電話給戀人，但對方沒接，或是傳了訊息，對方沒回，會馬上斷定「你一定是被對方討厭了」嗎？我想不會吧？

不只如此，你可能還會跟他分析「其他的可能性」，像是「對方一定在忙」或「那個人本來就很懶」。

只得知一點狀況，就直接斷定「你一定是被對方討厭了」，正常人都不會做出這種事。

再舉個例子：朋友正要開始一個新的挑戰，你會劈頭就和他說「反正你一定會失敗」嗎？

我想，正常的情況下，你不僅不會這麼說，反而還會盡可能地鼓勵對方「加油，你一定能辦到的，如果遇到困難，歡迎找我商量」。

就像這樣，明明對別人都能說出正面的鼓勵，對自己卻嚴苛到只會說出「你已經被討厭了」和「反正你一定會失敗」的批評，這就是自己正戴著「自我貶低濾鏡」的證據。

當自己實在很難做到積極的正面思考時，請將自己換到別人的立場，然後客觀地寫下當對方成為自己的處境，你會對他說什麼樣的話。

如此一來，應該就能看到，當自己活在指責的「濾鏡」中，絕對看不到的寬廣世界。

「治好憂慮」的簡單訓練

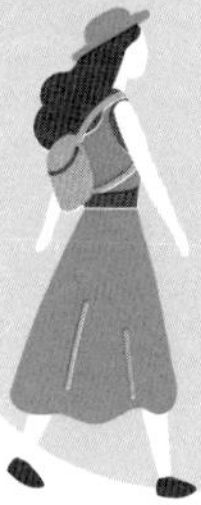

一旦有了不好的想像，就會完全停不下來——這種負面思考情緒，也是不安的特徵之一。

只要有一件事讓自己感到不安，其他憂慮就會一個個浮現出來，進而引發不安的連鎖反應。

例如，有些人只要一走出家門，就會開始擔心「門鎖了嗎？窗戶關了嗎？」，只好不斷地回去確認。有些人則是會在開重要會議前極端焦慮，一直不斷確認時間、地點是不是對的。

若是一、兩次的確認，那是為了避免出錯，反而是個好習慣。

但是，一旦擔心過度，很可能會變成「不管怎麼確認，都無法停止焦慮」的狀態。

因此，在自己變成那樣之前，先來試著練習，如何控制不安的情緒吧！

別讓自己陷入「確認強迫症」

「接受某種程度的不安」與「練習如何控制不安」，兩者之間，看似有些許矛盾。

但是，實際上並不矛盾。

說得簡單一點，這個練習就是要將腦中「基本設定」失常的「不安探測器」，調整回正常的狀態。

像前面那樣的狀況，就是感應「不安」的探測器已經失常了，所以一點「小事」都會被放大成「嚴重的事」。

不安，就是告知我們目前「不能確保安全」的探測器。

如果那個探測器的基本設定失常了，原本一直讓自己安心的事，也會開始變得令人不安。在這種情況下，我們不只會注意到真正「不安全的地方」，甚至會開始憑空捏造「不安全的地方」。

然後，原本已經失常的「基本設定」，就會變得更加錯亂。

這個時候的練習，就是試著將故障的探測器，恢復到「原始設定」的動作。

即使對許多事感到極度不安，但，如果能努力熬過那種感覺，就會發現，後果並不如自己所想像的那麼恐怖。

等到多經歷幾次這樣的體驗，就會實際感覺到，「沒有必要對這種程度的小事，感到強烈的不安」。

例如，最簡單的做法，就是定下類似「門是否鎖好，只要確認一次」的規定；畢竟，人非聖賢，偶爾還是會不小心忘記鎖門。

但是，那樣的疏忽，也只需要多一次的確認就能完成。

確認過一次之後，接下來，不管再怎麼不安，都要拚命忍住；等到回到家，就會知道「門確實有鎖好」，之後，不斷累積成功經驗即可。

如果不小心失敗了……

很多時候，這種「確認強迫症」之所以會變本加厲，通常是因為曾經不小心失敗過一次。

也就是說，在某種意義上，類似於前面曾經提過的「對衝擊的反應」。

原本以為絕對沒問題的地方，卻不小心失敗了，這種情況對人造成了衝擊。

因為「不想再經歷第二次的失敗」，就開始神經質地拚命注意可能發生危險的地方。

然後，不管怎麼做，都一直覺得「好像還不夠」。

要處理這種狀況，就是要承認自己受到衝擊，然後努力讓生活恢復正常。

當自己因為遭遇失敗，而讓「確認強迫症」變得更嚴重，這樣的人，首先就是要認知到，「自己正在對衝擊產生反應」，再想想現在能做什麼（例如，曾經失敗的地方只需要確認一次就好），然後努力讓自己回到原來的正常生活。

把眼光放在「之前一直都很順利」的階段

即使不是因為遭遇失敗，在感冒生病，或是累積了過多疲勞、身心都處在不好的狀況時，也會讓「確認強迫症」變嚴重。

像這種時候，重點要放在「自己之前一直都很順利」這件事。

不安，是一種讓人感知「自己目前不能確保安全」的情緒。

但是，只要仔細思考一下，就會發現自己之前的人生，其實一直都很平安順利。雖然沒有刻意去想過，但是自己到目前為止，一直都做得很好。

透過再次加深這樣的認識，可以為自己打下一劑「強心針」，對自己「一直以來都做得很好」這件事重新擁有自信。

這麼一來，當自己感到不安或動搖時，至少心裡能夠有一點依靠，之後再給自己定下「確認行為只需要一次」的規定，就能夠加強「自己果然沒問題」的證明了。

這樣的思考方式，在沒有時間進行二次確認時，同樣會很有幫助。

例如，每個人都一定曾經有過「雖然很介意到底有沒有鎖好門，但是已經沒有時間再回去確認，只能直接去公司或學校」的時候。接下來的問題，就是自己必須用什麼樣的心情，度過回家前的這段時間。

這個時候，如果能夠信任之前不曾失敗過的自己，就能避免自己在外出時一直抱著不安的情緒。同時證明，擁有「更大的視野」確實能幫助我們減輕不安。之前，自己只是無意識去做那些事，也一樣沒有失敗。

只要能夠看到自己一直以來所累積的成果，就能讓自己從過於在意「這次沒有問題吧？」的狀況中，解放出來。

「慢慢呼吸」能改變心情

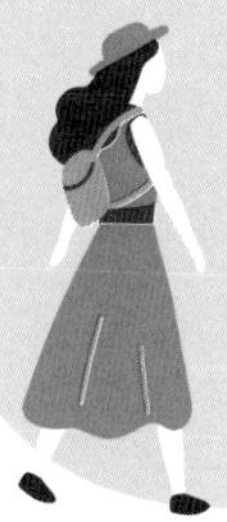

在前面的章節中，我們介紹過「當下」這個關鍵字。

想要找回不再介意小事、強大又柔軟的心，關鍵就在於「當下」這個時刻。

而對於本書在之後會提到的各種情緒，基本上也是這樣。

當我們被不安等情緒困住時，就會不停地在腦中思考關於「過去」及「未來」的問題。

「一旦○○的話怎麼辦」，是我們根據過去的經驗，而對未來的結果所產生的憂慮。

但是，我們真正能夠「感受」的，也只有「當下」而已。

當我們懷抱著極大的不安，乍看之下，就像是在「對當下的狀況感到不安」。

但是，事實上，我們是因為腦中不斷冒出「一旦○○的話怎麼辦」等未來的問題，才引發了不安的情緒，並非對眼前的事，也就是「當下」感到不安。

也就是說，只要我們活在「當下」，就有能力讓自己的心情不被影響，讓事物朝著好的方向發展。

讓自己能集中在「當下」的其中一個祕訣，就是運動。

運動，可以幫助我們創造「感受」的機會。

當人被強烈的情緒困住時，試著運動是很好的方法。例如慢跑、競走、做瑜伽或是伸展操。實際去從事運動，就能將情緒的焦點集中在「好舒暢啊」、「開始呼吸加快了」、「啊，肌肉正在伸展」等「當下」的感覺，讓多餘的煩惱從腦中消失。

除了運動之外，多使用其他的感官，也是很好的方式。

像是盡情呼吸清新的空氣、品嘗美味的食物等等，都是。使用精油，讓身邊充滿美好的香氣，也是一種「用身體去感受」的方法。

專注呼吸，也是幫助自己將注意力集中在「當下」的方法。

透過緩慢綿長的呼吸，可以讓自己「用身體去感受」。

發現自己情緒不穩定時，光是去一下洗手間，也可以轉換心情。

此外，改變一下房間擺設及環境，也能讓自己重新回到「當下」。

有時候，當人因為事情不順利或是遇到傷心的事而陷入沮喪，會很難轉換自己的心情。

這種時候，先試著依靠自己的身體吧。

身體，會成為我們強而有力的夥伴。

CHAPTER
3

當「事情常常感覺不順」時

感覺到「困擾」的，或許不只是自己而已？

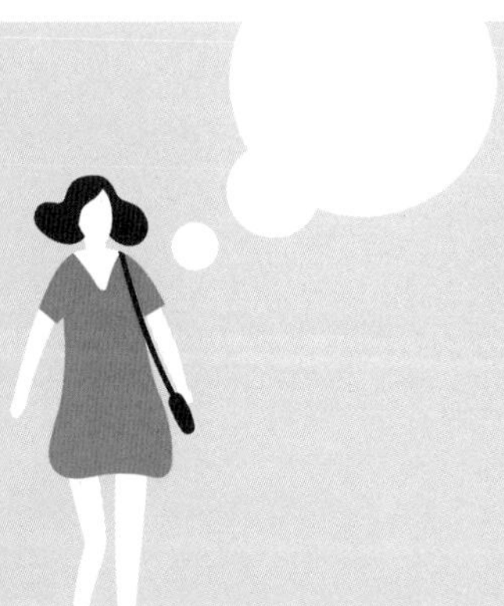

「高度焦躁」的情緒代表什麼？

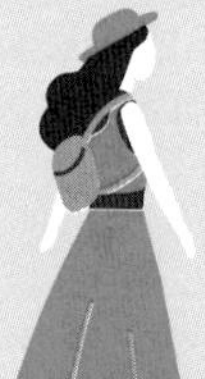

「焦躁」是一種很不舒服的情緒。

一旦人開始變得「焦躁」，就會「看什麼都不順眼」、「覺得所有事情都不順利」，甚至還可能遷怒無辜的人，導致陷入自我厭惡……

最後，造成不幸的結果。

這個悲劇的根源，就來自於「無法控制自己」。

明明心裡「根本不想這麼做」，卻還是無法控制自己的行為，這時，就會陷入自責的情緒裡。

我在前面就曾經說過，所有情緒都有其存在的意義。

那麼，「焦躁」又代表什麼呢？

焦躁經常被視為「忍耐力不夠」或「還不成熟」的象徵，但是，那終究只是他人所給予的評價。

它真正的意義，是告知我們，「自己目前正陷入困境」。

最典型的狀況，就是「當事情不如預期」的時候。

試著對「陷入困境的自己」溫柔一點

如果能夠理解自己之所以會如此焦躁，是因為「現在正陷入困境」，心情就會平靜許多。

會這麼說是因為，我們其實都不想成為一個「因為一點小事就焦躁」的人。

證據就是，我們經常會責備自己：

「為什麼不能輕鬆看待這種小事？」

「為什麼這麼不成熟？」

「做人的心胸太狹窄了。」

然後因此陷入沮喪。

因為，這樣的自己，不是「我們想要成為的自己」。

一旦帶著這種情緒，「不如自己預期」的事情就會變得越來越多，也讓我們越來越難轉換自己的心情。

當事情的發展不如預期，首先請試著去理解自己，「現在正陷入困境」。即使再不喜歡焦躁不安的自己，至少也要能對陷入困境的自己溫柔一點。

光是這麼做，就能幫助自己走出重整心情的第一步。因為，我們會發現，當自己每次感到焦躁時，都是正處於困境之中。

對此抱持懷疑的人，可以看看接下來的例子。

告訴自己「辛苦了」

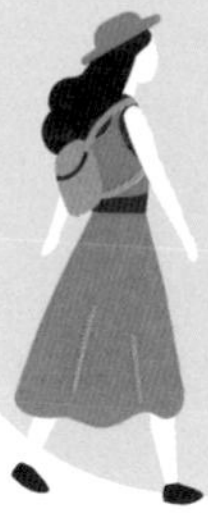

舉例來說，原本已經特地提早出門，就是想早些抵達公司，愉快地展開一天的工作；結果，電車卻誤點，害自己必須和一堆人擠電車……

不只是這種情況，只要是預訂的計劃被打亂，都很容易讓我們的情緒，變得焦躁。

這是因為「計畫被打亂」，讓我們因此陷入了困境。

對於這種類型的「不如預期」，我們除了感到無能為力，也只能努力去接受。因為，電車誤點是我們己身之力無法改變的現實。

這個時候，第一步就是「不要與現實抗爭」。

「為什麼會發生這種事？」

「這樣是不對的！」

無論多麼想拒絕承認事實，事實畢竟是事實，因此，不可能有勝算。

只要想像成是在與現實「拔河」，應該就比較容易理解。

無論再怎麼用力拉扯繩索，怒吼著「為什麼會發生這種事」，現實也不會有半點動搖。

每次拉扯繩索，怒吼著「為什麼會發生這種事」，只會讓自己變得更焦躁。

與現實抗爭，會讓負能量累積到自己都無法控制的地步。

你有好好安慰自己嗎？

現實無法改變，所以，必須有所改變的不是「現實」，而是「自己的心」。

努力接納陷入困境的自己，告訴自己：「都已經這麼困擾了，就不要再為難自己。」

明明已經因為不可預料的麻煩，遇到了「不如預期」的狀況，如果再讓自己被焦躁帶來的負能量而影響，只會造成更大的傷害。

結果都已經這麼悽慘了，實在沒有必要再去折磨自己。

因此，這時首先要做的，就是停止去問「為什麼」。

也就是，讓自己接受現實。然後，採納以下方式，努力安慰自己就好。

「雖然，確實是沒辦法，但，我還是覺得自己好可憐喔！」

「結束之後，去找個平常捨不得吃的美食，大吃一頓吧！」

為了預防萬一，平時就要做好準備

像這種不如預期的狀況，也並不總是由突如其來的意外所造成的。

舉例來說，早上出門前，一直無法決定該穿什麼，怎麼穿都覺得不對勁，這也是不如預期的一種狀況。

之前原本的「期望」，是「找到合適的服裝，讓今天有個美好的開始」。結果，偏偏不如預期，讓自己在這裡，「陷入了困境」。

這個時候，自己的心情，其實已經慌了。

明明已經要趕著出門，沒有時間了，卻又陷入了恐慌，導致自己更難做出確實的判斷。

當我們覺得自己陷入了困境，最好的解決方式就是「選擇最普遍（orthodox）的選項」。

因為，人在陷入困境的時候，是沒有辦法冒險的。

所以，選擇平常最常穿的搭配，其實最能讓人感到安心。

為了讓自己能在沒有時間或是狀況不好時，不至於手忙腳亂，其實，平常就可以準備好幾套「萬用穿搭」，以備不時之需。

當然，冒險也沒有什麼不好，但是，最好還是選在有餘裕時再來進行。畢竟，當人陷入恐慌的時候，一般而言，是沒有能力冒險的。

只要預先花上小小的工夫，就能讓自己在早晨神清氣爽地出門。

然後，只要不斷累積這種「原來自己也有能力處理突發狀況」的自信，就更能加強自己在情緒控管上的能力。

如何應對身邊「令人有點困擾的人」

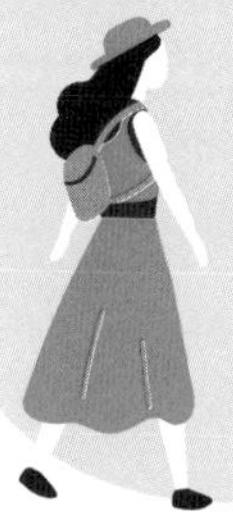

承認自己陷入困境，也就是承認自己「受到了傷害」，對於想要成功控制自己的情緒而言，是很有幫助的。

只要能理解「自己都遇到這麼糟糕的事了，所以會覺得困擾是理所當然」的心情，就能將傷害控制在最小範圍之內。

但是，如果讓自己一直處在「被害者」的角色中，情況又不一樣了。

若是一直處在「被害者」的角色中，就會不斷讓自己遭遇傷害，遲遲無法走出困境。這麼一來，只會一直被困在「提醒自己正處在困境的『焦躁』情緒裡」。

然後，像是「之前也遇過這種事」、「怎麼又碰到這個問題」等等不如預期的狀況，就會不斷增加，進而產生「為什麼只有自己會發生這種事」的情緒，讓自己變得更加焦慮，同時加深「被害者意識」。

可以說，人的焦躁程度，與被害者意識的高低，是成正比的。

舉例來說，公司主管每次一開口說話就滔滔不絕，而且還不斷重複相同的內容。這時，自己就陷入了「被迫浪費時間傾聽已經聽膩的長篇大論」這種困境。

如果此時被「為什麼主管老是這樣」的想法給支配，在主管沒有做出改變之前，自己就會一直處在「被害者」的角色中。

如果主管一直不改變，自己就只能一直當一名「被害者」，等於是將自己置於無能為力的境地。因為主管做出的舉動，而令自己時時處在焦躁的狀態中，光是想想，都讓人感覺不愉快。

我們無法「改變他人」

每當這種時候，大多數人的心裡應該都會想：「這個人為什麼老是這樣？」

雖然我們自己可能沒有意識到，但是，那個想法中，其實隱藏著「希望主管能夠改變」的潛在期待。

不過，我們必須了解的是：人是無法「改變他人」的。

並不是說，人不能「改變」；人當然能夠改變，但，那必須是在他已經做好準備、也到了應該改變的時機。只要做好了準備，自然而然就會改變。

不過，有時候，某一些做法，乍看之下似乎能夠改變他人。

舉個例子：主管又開始滔滔不絕時，如果半開玩笑地虧他「不用說那麼多次，我們都知道啦」，或許，他也有可能改變態度。

但是，如果真的出現這個結果，也不是自己「改變了對方」，而是自己讓他明白了「之前不知道的事情」而已。

其實，那個主管只是不知道自己應該改變說話的方式，所以，只要有人告訴他了，他隨時都能做出「改變」。

但是，並不是所有的人都是這樣。

特別是不斷重複相同內容的人。

這類型的人，大多是屬於杞人憂天的類型。為了避免失敗，他們會堅持反覆強調叮嚀，並且認為那是必要的事。如果想用半開玩笑的方式去改變他們，可能反而會被指責「不懂他的苦心」。

一般來說，當一個人還沒做好改變的準備，卻被人要求改變，多半會產生抗拒的心態。

就像那位沒有發現自己說話方式有問題的主管，如果想要改變他，說不定反而會讓他的狀況變得更嚴重。

如此一來，不僅沒能成功改變主管，反而可能讓自己遭受更大的損害。

因此，一定要記得，當一個人還沒做好改變的準備，千萬不要去改變他。

若是溫和地提醒主管之後，仍然無法改變狀況，接著該做的，只需要考慮如何讓自己過得更舒服即可。

人生是很珍貴的，你希望自己隨時都處在情緒焦躁的情況中，還是做好應對、舒服自在地過好每一天？

只要從這個角度思考，就會知道，這不是主管是否改變的問題，而是自己應該如何過好自己人生的問題。

試著理解「對方也有自己的狀況」

如果已經產生了焦躁的情緒，又該怎麼處理？很多人首先想到的就是「忍耐」，但，那可以說是最糟糕的選項。

為什麼會這麼說？

因為，之前都已經耐著性子，忍耐著主管的喋喋不休，難道，未來還要逼自己繼續忍耐下去嗎？這簡直就是雙重傷害。別說是脫離「被害者」的角色了，更會讓「被害者意識」加倍累積。

越是逼自己忍耐，焦躁的情緒只會越呈倍數成長。

想要從根本解決焦躁的情緒，首先，必須放下「被害者」的角色。而放下「被害者」角色最有效的方法，就是試著去理解「對方也有自己的狀況」。

在這個世界上，除了不停嘮叨的主管外，還有各式各樣的人。

像是，明明是自己跑來詢問意見，卻無視別人的建議、一意孤行的人。

或是，無法決定自己想去哪裡、想吃什麼，凡事都要別人決定的人。

還有，接受了別人的幫助，卻連一句「謝謝」都不會說的人。

或是，開口閉口都是「好羨慕你喔」、「好好喔」，總是在羨慕別人的人。

更或是，態度高高在上，總是批評或責罵別人「就是這樣才不行」，個性驕傲自大的人。

許多人應該經常都被前述這些人，弄得既焦躁又火大吧！

前面已經說過，「焦躁」是提醒我們「自己目前正陷入困境」的一種情緒。

但是，當我們遇到上面那些人時，明明對方也不是針對我們，卻還是會讓我們覺得焦躁不已，這又是為什麼呢？

那是因為，對方讓我們產生了「為什麼會這樣」、「為什麼要那樣說話」的困惑。

也就是說，我們心裡做為「人應該有的模樣」，與現實的狀況出現了落差。這也是屬於事情「不如預期」，結果陷入困境的狀況之一。

在我們眼前的，是「有狀況的人」嗎？

那麼，對方為什麼會變成那樣呢？

只要仔細思考，就會發現當中有各種各樣的問題及狀況。

前面也曾經提過，世上有各式各樣的人，無論是成長環境、目前所處的狀況，甚至度過今天的方式，每個人都不一樣。

因為各自成長的環境都不同，有的人會變得對自己缺乏自信，也缺乏積極性；有的人則是擁有高高在上的態度，認為「人與人之間的關係不是輸就是贏」，如果沒辦法時時居於人上，就會覺得自己失去了價值，因而感到不安。

一般來說，做人不懂得感恩，或態度高高在上的人，大多有某些問題或狀況。他們幾乎無法與別人維持良好的關係，也因此會出現各種不順心的情況，讓他們覺得「自己活得很艱辛」。

受到別人幫助，卻不懂得感謝，如果只是偶爾為之，旁人可能只會覺得這個人「不懂禮貌」。但是，如果這種狀況一而再、再而三的發生，這個人就會被大部分的人討厭，也無法與他人建立信賴的關係。

對於這樣的人，只要去理解「他們應該是有什麼狀況」就可以了。不需要覺得自己是「被害者」，只要明白自己是遇到了一個「有狀況的人」就好。

一旦認為自己是被害者，如果對方不改變，自己就會永遠處在被害的狀態中，這太令人絕望了。

但是，如果可以將對方視為「有狀況的人」，就能終止自己的受害。

所以，沒有必要去認領「被害者」這個角色。

覺得自己是被害者時

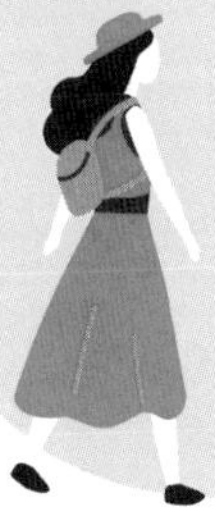

只要將對方視為「有狀況的人」，就能大幅減輕焦慮的程度；那是因為當中有我們「自己的意志」，也就是：我們能掌握自己的行為及反應。

在「被害者」這個角色中，是沒有自己的意志及主體性的。

只要認定「對方不停止那個行為，自己就會一直受苦」，其實就等於放棄了自己的自主能力。

也就是說，若能將對方視為「有狀況的人」，就能幫助我們找回自己的自主能力。

這與「強迫自己忍耐」是完全不同的事，也更能發揮我們原有的能力。主動選擇看待事情的角度，能讓我們從無能為力的「被害者」角色中掙脫出來。

這種主動「選擇」看事情角度的方法，還能幫助我們在其他有問題的狀況裡，避免一不小心就陷入被害者的模式中。

例如，有時候我們已經很疲憊了，卻不得不去聆聽別人的抱怨，這時就會不由自主地覺得「自己真倒楣」。

然後，腦中就充滿著這些聲音：

「對方會不會察言觀色啊？」

「對方懂不懂得替別人著想啊？」

「為什麼開口閉口都是抱怨？」

類似這些聲音的種種念頭。

所有的這些情緒，都來自於「如果對方不是像現實中這樣就好了」的想法。

如果一直從這種角度去看待對方，只會給自己帶來巨大的壓力。

不管怎麼說，與現實抗爭，最後困擾的只有自己。畢竟，現實是不可動搖的，無論怎麼做，都不會有勝算。

同時，也不能改變對方總是把自己當成抱怨的垃圾桶這個事實。

在這種狀況下，首先，可以從「決定要不要聽對方抱怨」這一步開始。

為了擺脫被害者的角色，可以試著在當中主動加入自己的選擇。

仔細思考自己與對方的關係，還有對方的性格，再來考慮是不是要聽對方的抱怨。如果最後判斷「還是聽聽比較好」，那就是自己主動決定聽對方抱怨——不是「被迫當垃圾桶」，而是「自己判斷聽對方抱怨比較好」。

當然，若是最後判斷不需要聽對方抱怨，就可以找個適當的藉口，拒絕當對方的垃圾桶。

別人怎麼說，就「怎麼聽」

但是，就算是自己決定的事，一直聽對方抱怨還是很辛苦。這裡就教大家一個「最沒有壓力的傾聽法」。

那就是，將思緒集中在「當下」。

前面已經說過，當思緒集中在「當下」，就不會感到不安。

「當下」，是很重要的關鍵詞。

在聽對方說話的時候，我們的腦海中通常都會充滿著各種想法。

像是：

「為什麼要說這個？」

「為什麼會這麼想？」

「到底要聽到什麼時候？」

諸如此類的各種念頭。

像這樣一邊思考一邊聽對方說話，其實非常耗費精力，就等於在聽別人說話的時候，還同時對自己施加壓力。

因此，最好可以將腦中浮現的各種想法，都先放到一邊。專心聆聽對方說話，反而會讓自己感到前所未有的輕鬆。

不去評價對方所說的話，只是單純傾聽。

這麼一來，原本「一直覺得無聊的抱怨」，或許也會轉變成「這個人其實活得很努力」的溫暖感受。

如果一開始就是自己主動選擇「還是聽聽比較好」，那麼，自然也可以選擇傾聽的方式。

如果你有了「像這樣厚著臉皮、拉住別人不停抱怨的人，有必要替他想那麼多嗎？又不是沒事做」這種想法，其實，你還是陷入了「被害者」的立場。

無論對方是不是厚臉皮，對自己來說，最重要的，是主動去選擇沒有壓力的生活方式。

其實，如果願意安靜地傾聽，抱怨的過程通常很快就會結束。因為，當人發現別人願意接納「原本的自己」時，心情就會立刻安定下來。

一旦感覺到安心，就不會再拚命訴苦，因為「有人願意認真聽自己說話」這件事，就足夠讓人滿足了。

光是想像就讓心情很好的「工作方式」

這種思考方式，也可以應用在其他狀況。

例如，當有人把工作推給自己時，心裡會不斷出現：

「那明明就不是我的工作。」

「這根本就不在我的計畫當中。」

你的心中會出現諸如此類「被害者」的想法。

如果就這樣勉強接受，滿心焦躁地繼續工作，一旦發生什麼不順利的事，就會覺得自己「倒楣透頂」。

其實，即使在這種狀況下，也要試著主動出擊，不要讓自己變成單純的「被害者」。

首先，就是思考自己是否要接下這個額外的工作。

一般人最自然的反應，當然是拒絕；但是如果從自己在公司的立場等整體平衡去思考，或許才能判斷自己接下這個額外的工作，是好還是不好。

一般來說，「自主判斷」或許會讓人覺得是「說不的能力」，但是，其實並不一定。

如果從整體去考慮自己與他人，到目前為止及未來的關係，也很有可能會選擇「息事寧人」或「妥協退讓」。

但是，如果接下這些工作會耗光自己的精力，這時「息事寧人」自然就不能是優先選項，而必須以「自己的健康」為最優先，這樣才不會失去平衡。

如果不是上面那種狀況，最後選擇「息事寧人」也沒有什麼好奇怪，畢竟，誰都不希望自己的工作環境充滿緊張的氣氛。

一旦決定接受額外的工作，就努力以最沒有壓力的方式做事吧！

也就是前面說的：「將目光放在當下——眼前的工作」。

因此，「當下」同樣是這裡的關鍵詞。

如果一直將這些事情看成是「被迫接下的工作」，就很難將目光集中在「當下」，只會不滿地覺得「為什麼自己得負擔別人的工作」。

因此，要將心態從「被迫接下」轉為「自己主動接下」，才能讓自己更專注於眼前的工作，同時不會因此而產生更多壓力。

讀到這裡，或許有人的心裡會冒出「為什麼自己非得做到這種地步不可」的想法。

但是，我在這裡要再強調一次，此時，最重要的是「如何減少自己的壓力，讓自己過得更舒適」，所以工作原本到底是屬於誰的，已經不重要了。

為了維護工作場合的氣氛，而接下額外的工作，集中精神認真完成，再帶著笑容，對同事說聲「辛苦了」，然後瀟灑地下班回家。

光是想像，就讓人心情愉快吧？

這個愉悅的心情，來自於自己沒有被「把工作推給自己的人」所影響，還能獨立地做出判斷，而這種心態，也能提升自己在職場中的評價。

比起心中抱著「為什麼得負擔別人的工作」的不滿，勉強做事，這樣對自己更有益處。

不是嗎？

聽到「讓自己不舒服的話」而受傷時

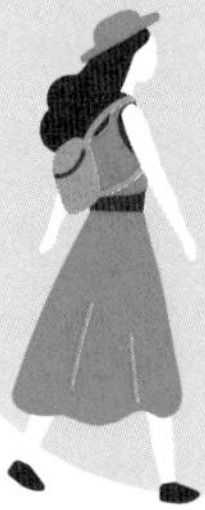

接下來，就來看看「當別人隨意論斷自己」時，該怎麼處理。

很多時候，當我們在向別人傾訴自己「碰到難關，所以過得很辛苦」時，其實只是想聽別人說句「你已經做得很好了」這些安慰的話而已。

但是，每當這種時候，反而會經常遭到旁人比手畫腳說「這樣做才對」、「那樣做是錯的」。

甚至在自己難過地述說「碰到了很糟糕的事」時，對方也可能冷冷地回道「這種事誰都會遇到」或「有人過得比你更辛苦」。

像這樣隨意論斷別人的人，其實相當多。這些論斷有時還會以「這樣或許會比較好哦」的建議形式出現。

明明對方並不清楚自己真正發生了什麼事，卻自顧自的干涉我們的事，基本上，已經可以說是心靈上的「非法入侵」了。

有些人就是不擅長「傾聽」

為什麼他們會這麼做？

一般來說，很多人其實不擅長「單純地聽別人說話」。

因為，大多數的人都會有「想幫助對方」的莫名責任感，因此很難讓他們覺得，「只是單純聽別人說話」，就能幫助別人減輕負擔。

有些時候，則是因為他們沒辦法只是傾聽、什麼都不做；為了安撫不安的自己，才急切地指揮對方「那就這樣做啊」、「那樣做不對啦」。

但是，不管是哪種狀況，全都是「傾聽者」自己的問題。

像是不提供幫助就會感到不安、無論聽到什麼都忍不住想「插手」、無法接受真正的現實……等等。

如果遇到「別人隨意論斷自己」的情況，請試著去想：

「他是不是覺得，必須幫忙解決我的問題？」

「他是不是沒辦法只是傾聽，而什麼都不做？」

若是能理解這是「對方的問題」，就不會陷入「被害者」的角色當中。

因為，這時不是「自己被別人論斷」，而是「對方有莫名的責任感」、「對方不做些什麼就會不安」。

同時，為了避免以後遇到類似的狀況，可以在一開始就告訴對方：

「我希望你只要傾聽就好。」

「你不需要幫我解決問題，只要聽我說話，對我已經有很大的幫助了。」

如此一來，也能放心述說自己的煩惱。

當對方知道「原來自己只要傾聽就好」，很多時候，也會鬆一口氣。

但是，如果事先都已經打過預防針了，對方還是「一定要干涉不可」，那就要考慮，這個人是不是適合做為傾訴對象。

對別人的建議忍不住感到「煩躁」的原因

當別人建議自己「這樣做比較好」時，有些人會忍不住覺得對方「多管閒事」或「雞蛋裡挑骨頭」，而覺得自己不夠成熟。

這大多來自於以下的想法：

「對方也是為了自己好，應該要聽聽他的建議才對。」

「自己也到了該做改變的時候。」

但是，在聽到他人的建議時，心生抗拒，覺得「對方憑什麼管自己的事」，這其實是非常自然的反應。

所謂的「建議」，其實隱含著「你的現狀還不夠好，是不是要改變一下」的意義，也就等於「原本的自己」遭到了否定。

原本的自己遭到了否定，當下感覺自然會很不愉快。

此外，很多時候，「建議」也侵犯了他人的「自我領域」。

當我們努力在自己所背負的狀況及問題中努力掙扎時，旁人卻事不關己地要求「這樣做比較好」，這不是侵犯，是什麼呢？

就算出發點是為了別人好，但如果對方因此產生「你根本什麼都不了解」的情緒，那麼，對於對方來說，就是受到了「侵犯」。

自己的領域受到了侵犯，就會激發出「防衛反應」。

那麼，自然就會覺得對方是在「多管閒事」或「雞蛋裡挑骨頭」。

當然，有時候對方所給的建議確實對自己有幫助，而自己也的確有需要改善的地方。

那麼，可以等自己的「防衛反應」告一段落，情緒也冷靜下來，再試著去思考要怎麼做。

許多人在聽到建議的當下，都會心生抗拒，但，事後仔細思考，就會發現對方說的是對的。

為了讓自己能夠冷靜下來、接納良性的建議，首先，就是要肯定自己心裡

「覺得對方『多管閒事』或『雞蛋裡挑骨頭』」，是「理所當然的情緒反應」。

這種時候，最折磨自己的就是「對方說的也有一定的道理，應該接受才對」——這種充滿「應該」的思考模式。

那是一種對自己的反應不如預期，而感到焦躁的情緒。

但是，感覺自己的領域被「非法入侵」，與對方說了什麼「內容」，兩者是完全不同的事。

自己的領域遭到「非法入侵」，會激發「防衛反應」；即使對方說的話有一定的道理，內心也不可能馬上放下心防。因此，就坦然接受會產生負面情緒的自己吧！

就算只是這樣，也能夠立刻讓焦躁的情緒平靜下來。

如果對雙方的關係還算有信心，也可以試著告訴對方「這樣會讓我有很大的壓力」。

若是對方也發現自己的確越線了，或許還能因此加深彼此之間的關係；如果對方依舊我行我素，那就要思考，雙方是否該保持距離了。

聰明保持與他人「內心的距離」

有時候，別人隨意對自己的外表或性格，做出「沒想到你竟然是這個樣子啊」的評論，會不小心戳到自己在意的地方。

這時不只是會感到焦躁，甚至還會因此受到傷害，或是變得疑神疑鬼，覺得「大家是不是都在背後這樣說自己」。

然後，就再也無法自在地做回原本的自己。

當事人可能說完立刻就忘了，自己卻一直耿耿於懷，這種情況經常發生。

這時，請大家回想一下，前面所談到的「衝擊」。

當自己在意的地方被直接指出來，會讓人受到不小的衝擊，並因而引發一連串遇到衝擊的反應。

衝擊所引發的反應當中，也包含了「焦躁」的情緒。

這是因為自己的內心，為了不想再受到更多的衝擊而進入了「警戒模式」，因此對許多事情都開始反應過度。

處理這種狀況的原則，與受到衝擊時的狀況是一樣的，就是：「接受自己身上出現的所有反應，都是因為受到衝擊」所造成的。

其實，只要仔細思考一下，就會發現，評論別人「竟然是這個樣子」，其實是一件很沒有禮貌的事，所以自己當然會受到衝擊。

受到了如此巨大的衝擊，自然需要充分安慰自己。

此外，這種事其實「平常很不容易發生」，所以自己只是倒楣地碰到了特殊狀況。

也就是說，是說話的人太白目了，所以這完全是對方的問題，對方是一個

「有狀況的人」。

比如說，當對方突然批評自己的外表，說「沒想到你的腿竟然這麼粗」。這時被批評的人或許會難過地想：「原來大家都這麼覺得嗎？」

但是，請稍微思考一下。

一般來說，就算看到別人的身材，覺得「沒想到對方的腿這麼粗」，也不會有人說出口吧？

沒有人會故意以這麼沒有禮貌的話語，去傷害別人。

因此，重要的不是自己「實際的身材」，而是「對方說了會傷害別人的話」。

「有狀況」的人，通常都會反覆做出這種沒禮貌的舉動。

因此，如果可以的話，請盡量和對方保持距離，或是以「既然對方有狀況，那也沒辦法」的角度去對待他，才是最安全的。

看到這裡，應該就會知道，當人「陷入困境」時，情緒會容易變得混亂。

只要理解這些原則，就能藉由適時地安慰自己，或是改變看待對方的角度，來保持自己與對方內心的距離。

然後，在內心受到動搖時，努力訓練自己去思考「現在正受到什麼樣的衝擊」，是最能讓自己快速找回平常心的一條捷徑。

CHAPTER 4

偶爾要有意識地「讓自己休息」

「不過度努力」的練習

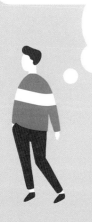

「寂寞感」從何而來？

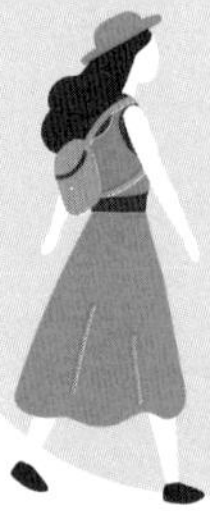

很偶然地，我們的心裡會突然湧出世界上只剩下自己一個人的孤獨感，開始覺得不安、害怕，覺得「自己這樣下去可以嗎？」的感慨。

這是無論到幾歲，都會一直伴隨著自己的情緒。

「寂寞」這種情緒，就像是「內心開了一個洞」，讓人無法忽視它的存在。

本章主要就是在討論，當「寂寞」悄悄地在心裡滋生，並且開始造成干擾時，自己應該用何種思考方式去處理。

一般來說，「寂寞孤獨」的情緒，會讓人聯想到「獨自一人」的狀態。
當自己感到寂寞的時候，會很想和別人說話。
但是，當自己不是一個人時，就能忘卻寂寞嗎？
事實上，誰都知道，並非如此。
即使和某個人在一起，對方卻不了解自己。
即使與一堆人一起玩樂，卻覺得只有自己格格不入。
像這些時候，甚至會比自己一個人獨處時還要寂寞。
有時，甚至會開始懷疑自己存在的意義：
「或許，根本沒有人需要自己吧？」
「自己做的工作，誰都可以取代吧？」
這種時候，也會感到寂寞。

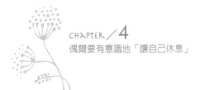

寂寞的真面目是「想要建立連結」的心情

「寂寞」兩個字看似簡單，卻涵蓋許多複雜的層面。

本章會帶著大家一起理解各種「寂寞」，但是，人會感到寂寞的狀況卻各不相同。

不過，還是可以找到一些共通點。

那就是「與周遭失去連結」的感覺。

一提到「寂寞」，就會立刻聯想到「獨自一人」，一種與他人失去連結的狀態。即使和很多人在一起，如果心靈沒有相通，就和「沒有連結」是一樣的。

找不到存在的意義時，會覺得似乎被整個社會遺棄了，那是與社會「失去了連結」。

當自己孤單到，覺得要是沒有被生下來就好了，那是自己與整個世界「失去了連結」。

如果所謂的「寂寞」，在某種意義上代表著「與周遭失去連結」，那麼擺脫寂寞感的關鍵，就在於「建立連結」。

扮演「好人」，只會讓自己痛苦

聽到「建立連結」是擺脫寂寞感的關鍵，很多人會覺得「這不是理所當然的嗎」、「因為一個人很寂寞啊」。

但是，這裡所說的「連結」，並不單純只有自己與他人之間能看到的那種連結。即使是獨自一人，同樣也存在著「連結」。

那就是「與自己本身的連結」。

什麼是與自己本身的連結？

就是接受「原本的自己」。

不會在某些地方否定及偽裝自己，或是評價自己，而是完全地接受原本的自己，這就是「與自己本身的連結」。

只有原本的自己被接受了，與他人在一起時，才能夠打從心底感受到「與他們的連結」。

這個時候，自己不只是與對方建立了連結，也與原本的自己建立了連結。

但是，即便是與別人在一起，有時越是交流，越會覺得「沒人了解自己」，因而倍感寂寞。

像這樣的狀況，就是原本的自己沒有被接受。或者是你自己本身在扮演「好人」，隱藏起了自己的真心。

那或許會讓自己的評價變好，也能建立起表面上的「連結」，但是，沒有被滿足的寂寞，卻會在心裡不斷累積。

想透過與他人的關係來解除寂寞，首先，就是要與「能接受『原本的自己』的人」在一起。

前面已經提過，人生最好的狀況，就是身邊圍繞著願意接受「原本的自己」的人。如果能為自己建立起那樣的環境，應該就不會再感到寂寞了。

有時候，不只是與特定的人，我們與更高的層次，也同樣能感受到「連結」。

例如：

「啊，原來自己就是這樣存活於世間的啊！」

「原來，這就是自己人生的目標啊！」

當我們能感受到某種類似於命運的東西，是不會有機會感到寂寞的。不只如此，甚至還能感受到自己與世上未曾謀面的陌生人以及整個宇宙，都有了連結。

像這種時候，應該會有種真正在「做自己」的感覺。

開始感覺「這一切有意義嗎？」的時候

偶爾，在工作時，我們會產生空虛的感覺。

「現在做的這件事有意義嗎？」

「對別人有幫助嗎？」

特別是在加班加到很晚、獨自一人走在回家路上時，更會感受到一種徹骨的孤單。

有時也會寂寞地想著：

「現在每天自己做著的工作，根本就是誰都可以取代吧？」

「或許，根本沒有人需要自己吧？」

這種空虛感，是因為感受不到自己「存在」的意義，覺得自己被全世界拋棄——也就是失去了與世界的「連結」。

這個時候，如果把焦點放在「對別人有幫助嗎」這一點上，只會越來越感到寂寥，最終發展成「自己根本沒有存在的意義」。

想要擺脫這種空虛感，訣竅還是在於：如何專注於「當下」。

然後，為了活在「當下」，就必須思考活著的「意義」及「目的」。

所謂的「意義」及「目的」，指的就是未來的結果。例如，對於自己的工作，一邊進行還一邊質疑「做這件事有意義嗎」、「對別人有幫助嗎」，那就表示，你的目光並沒有集中在當下。

當然，若是因為未來想從事「比現在更能幫助別人」、「更能讓自己有成就感」的工作，那麼，想要轉換跑道，自然是完全沒問題的。

但是，如果現在的狀況，就是每天都有必須完成的工作，那麼，自己首先要做的，應該是提升「當下」的品質才對。

比起質疑「現在做的這件事有意義嗎」、「對別人有幫助嗎」，更應該先集中精神，完成眼前的工作。

如同之前曾說過的，努力以「最沒有壓力的方式」去工作吧！

或許有人會覺得，這只是空虛的自我安慰而已。

但是，人生的品質，就是從我們可以多麼重視「當下」來決定的。

只有「當下」，才能讓我們品味到幸福，及打從心底的滿足。

重要的不是做了什麼事，而是你是否努力做好了「當下」需要完成的事，那才是成就感的真正根源。

愈是能夠活在「當下」，愈能夠隨著時間的積累，產生出「真的很幸福」、「一直過著自由隨心的人生」，以及「太過專注於當下，時間轉瞬就過去了」的感覺。

因此，認真踏實地過好每個「當下」，是給未來的自己，最好的禮物。

此外，我們之所以會在深夜加班的歸途中，感到孤單寂寞，大多是「疲勞」造成的。

或許，大家會覺得意外，但是疲勞與寂寞感，其實有相當大的關聯。

人只要一感到疲倦，注意力就很難集中在「當下」，也因此更難感受到與自己的連結。

當自己在深夜加班的歸途中，感到孤單及空虛時，不要將它當成是「寂寞」的狀態，而是要認知到「原來自己已經這麼累了」，這會帶來很不一樣的結果。

此時需要的，不是去思考自己的存在意義，而是最簡單的休息及充電。只要好好地休息、消除疲勞，相信你第二天就能重新打起精神去工作了。

愉快享受「獨處的時光」

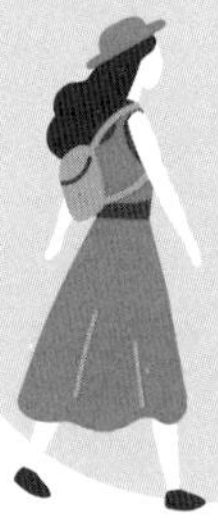

其實，害怕「獨處」的人並不少。

或許是「獨處等於寂寞」這種背後所隱含的意義，讓大多數人難以喜歡獨處的狀態。

因為不敢一個人行動，所以總是忍不住要找人陪伴；只要有人邀約，即使不喜歡對方，也不想拒絕。

在這種狀況下，即使身邊圍繞著許多人，也無法真正消除心中的寂寞。

獨處的方式因人而異，也有很大的不同。

獨處時的「寂寞」感，與每個人的性格及成長至今的生活環境，也有相當大的差別。

此外，一個人究竟會因為缺乏多少獨處的時間，而感到焦躁不安，也同樣因人而異。

對於某人而言，「寂寞得快死掉」的獨處時間，對於另一個人來說，很可能就是「失去了就會活不下去」的寶貴獨處時光。

人會感受到多少程度的寂寞，取決於他能否與原本的自己共處。因此，「獨處」並不一定等於「寂寞」。

基本上，這只是每個人「是否喜歡獨處」的私人喜好而已，只要能認知到這一點就夠了。喜歡獨處不表示很了不起，不喜歡獨處也不代表人格有問題。

這時，就要來探討一下——即使一個人獨處，也不覺得寂寞的「孤獨力」。

這與「是否喜歡獨處」的個人喜好無關。也不是在倡導「要努力學會獨處」這件事。

當然，在盡可能的範圍內，喜歡與很多人在一起，盡量選擇那樣的環境，也沒有任何問題。

但是，我們的身邊不可能隨時都有人陪伴。很多時候，缺乏「孤獨力」的人，即使與別人在一起，最終也無法得到滿足。

所謂的「孤獨力」，就是自己與「原本的自己」共處的能力。

無法與原本的自己共處的人，即使與他人在一起，也無法感受到與自己的連結。到最後，剩下的還是只有寂寞。

「讓自己忽然感到幸福」的每日習慣

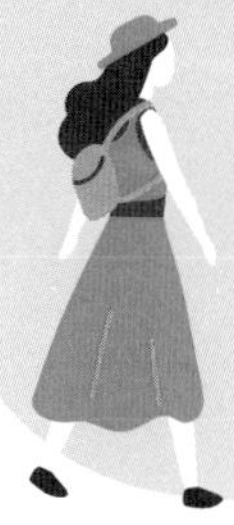

為了排解寂寞，人會採取各種行動。

例如，明明肚子不餓，卻拚命吃東西，或是以瘋狂購物來填補自己的空虛；更糟的是，沉溺於酒精之中。

很多時候，「工作狂」（workaholic）也是一種填補寂寞的行為。

但是，如果要問購物、酒精或工作，是否真的能填補空虛的心理，事實上，當然不能。

因為，那些行為帶來的都不是「真正的滿足」，只是「暫時的逃避」而已。

逃避過後，反而會帶來更深的寂寞，同時讓人想要尋求「更多」的逃避方法。無論是購物、酒精或是工作，一旦出現「依存」問題，就會無法接受原本的自己。

當然，同樣是購物，如果是基於對「原本的自己」的愛而延伸出去的行為，這個購物體驗就會帶來充分的滿足，既能夠感受到對自己的愛，又能感覺到自己與「物品」之間的連結。

但是，如果是為了填補寂寞才沉迷於購物，就會產生「只要有了這個就能滿足」的想法；為了補足「欠缺的自己」，而掉入追求「物質」的陷阱中。這種狀況下所購買的東西，基本上，不能讓人感受到任何連結，買回來也不會珍惜。

工作也是一樣。

如果這是一份能讓人「自在做自己」的工作，必定能為身心帶來充分滿足；但，若是做這份工作的初衷只是為了排解寂寞，那麼，大多數的時候，工作只是一種逃避，無法讓人透過工作，感受到與世界的連結。

到最後，只能不斷拚命地工作，把時間塞滿，避免面對徹骨的寂寞。

這樣的做法，就像為了填補寂寞，而隨時需要找人陪伴的人一樣。

即使與他人在一起，也無法展現原本的自己，同時也沒有人願意接受真正的自己，到最後，得到的還是只有寂寞。

如果自己過於害怕「獨處」，那就代表自己的目光已經不在「當下」了，而且還透過「一個人很可憐」的濾鏡來看自己。

在這個地方，「當下」也是非常重要的關鍵詞。

事實上，寂寞這種情緒，就是在提醒自己「沒有活在當下」。

如果，自己確實活在「當下」，其實，是能夠感受到與「原本的自己」的連結的。

為某件事專注到忘我，同時完全放鬆、心滿意足，這才是真正活在「當下」的感覺。大部分時候，反而是獨處時最容易進入這種狀態。

當人專注在自己的世界裡時，根本不會感覺到寂寞。很多人在家裡專心研究料理，或是幸福享受入浴時光時，應該都不會覺得寂寞吧！

那是因為，他們正活在「當下」。

重要的不是「做什麼」，而是「為何而做」。

無論想要做什麼事，都需要把目光放在「當下」，幫助自己從寂寞當中解放出來。

因此，關鍵不在於「行動」，而在「思維的方向」。

「給予」所帶來的衷心滿足

而另一種「思維的方向」，則是——應該要讓內心傾向於「獲得」，還是傾向於「給予」？

我們以為自己之所以感到寂寞，是因為「求而不得」，所以才會一直拚命地想要「得到」。那個想要得到的「東西」，可能是愛，也可能是他人的認同。

但是，當我們一心只想要「得到」的時候，反而會讓自己變得更寂寞。

因為當我們拚命地想要得到什麼東西時，腦中就只會一直思考著「自己所缺乏的東西」，以及「自己沒有被滿足的部分」。

但是，當我們的思考專注在某個地方，就不會出現寂寞的感受。在那些時刻，我們的腦中是沒有得失的。

或者是，當我們打從心底憐愛著某些人或物的時候。

這種情感，也不會讓人感覺到寂寞。**因此，覺得寂寞時，與其不斷地「要」，還不如試著「給予」。**

例如，可以試著寫一封飽含情感的書信，寄給久未聯絡的朋友；或是捐款給慈善機構，盡一點棉薄之力。也可以帶著感謝的心情，好好維護一下身邊的日常用品；或是在打掃時，不要想著是在「為自己創造舒適的空間」，而是帶著「對重要場所的感謝」，將房間整理乾淨。

這些小小的「給予」，對於解消寂寞感而言，是很有幫助的。

雖然就「行為」來說，同樣都是打掃，但是內心的傾向從「獲得」轉成了

「給予」，心裡的感受，就會變得完全不一樣。

這裡提到的「給予」，並不是為了最後能得到什麼，就只是單純的給予而已。事實上，為了能活在「當下」，「給予」更是強大且必須的助力。

一旦「給予」的目的是為了「得到」，我們的視野就跳到了「未來的結果」。只有不求回報的「給予」，我們的內心才是完全活在「當下」。

當我們沒有任何目的，只是一心一意地「給予」時，最後就能獲得打從心底的滿足。當我們埋怨「自己到底為什麼要做這些事」時，也可以用這樣的方式來處理。

一旦開始思考「為什麼」，以及做這件事的「意義」和「目的」，關注的重點就變成了「得到」。

如果重點是「給予」，就不會在意「為什麼」，而能認真專注地完成眼前的工作，並從中得到滿足。

「真誠地給予」—— 改變內心的傾向。

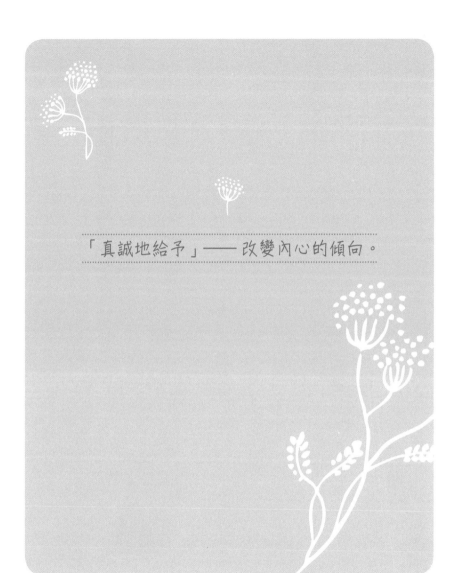

從今天開始，度過舒適的夜晚

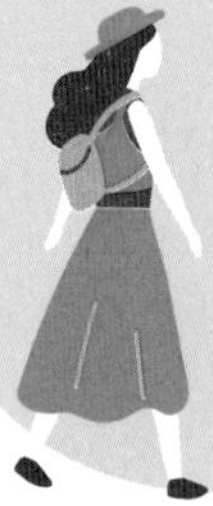

深夜獨自在家，或是臨睡前的那段時刻，心中是否偶爾會莫名地感到寂寞？

通常，這種時候都會迫切地想要有人陪伴，或是想和別人說話。為了尋找說話的對象，甚至還特地去社群媒體寫下心裡的感覺，卻沒有任何人給予回應，然後，又因此更加寂寞。

其實，此時所出現的寂寞感，並不是什麼大問題。

人類的大腦，在經過一整天的活躍之後，會感到疲憊。

一到深夜，大腦處理理性的部分就會特別疲累，導致情緒波動變大。

簡單來說，就是白天時，情緒是由大腦中理性的部分掌控；而到了夜晚，這部分的能力就會變弱，讓情緒的感受變得更為敏感。

再加上夜晚這樣的環境，不但光線昏暗，又是大多數人待在家中的時刻，原本就特別容易感到脆弱和寂寞。

這時，最簡單的解決辦法，就是「好好睡一覺」。

夜晚會放大寂寞的感覺，讓人感受到比實際情況更強的寂寞感。

或許有人會覺得，「大腦在白天會壓抑真正的感情，所以晚上所感受到的情緒才是真的」，但，事實並非如此。人類是理性的生物，所以只有當理性與感情取得平衡，那時的情緒才是「真的」。

夜晚會讓人特別對其他人產生依戀，是疲憊的大腦所造成的「過度敏感」。

這個時候，好好睡一覺，讓大腦休息，就是最好的方法。

前面曾經提過，寂寞感有時候是來自於疲勞，當我們的精神、體力因為疲倦而衰弱，就很容易產生寂寞的感覺。

因此，不需要對「寂寞」這個情緒做處理，只要知道「原來我現在很累了」，然後給予自己比平日更多的營養及休息就好。

讓大腦放鬆的「身體運動法」

前面也曾經說過，當人被強烈的情緒困住時，試著運動是一個很好的方法，這個原則適用於所有的情緒。

臨睡前所感受到的寂寞，就是將原本沒什麼問題的情緒放大的結果。

有時候，明明睡意深沉，卻因為強烈的寂寞感而輾轉難眠。如果睡前還忍不住喝了酒，更會導致情緒起伏，加深心中的寂寞感。此外，酒精還有讓睡眠變淺

「充足的睡眠」可以解決許多問題。

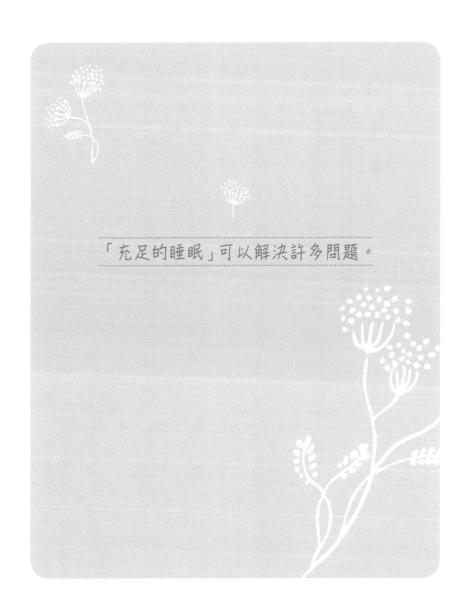

的作用，所以需要特別注意。

這種時候，還是只能靠運動來解決。既然是睡前，比起消耗精力，其實讓身體放鬆會更有效果。大家應該都知道，如果在深夜進行讓身體亢奮的運動，反而會更難以入睡。

所以，就來嘗試一下能讓身心放鬆的瑜伽或伸展操，如何呢？

另外，集中精神，慢慢呼吸，也能夠讓心情平靜下來。

這些都是可以讓人專注在「當下」的方法。

還有，就是不要對「失眠」這件事過於緊張。

如果是朋友感覺孤單寂寞了，很多人都可以體貼地陪在朋友身邊，聽他訴說整晚的煩惱。

那麼，當這個孤單寂寞的人是自己時，為什麼不能用同樣的方式，給予溫柔陪伴，陪自己度過這段輾轉難眠的時間呢？

有自己給予的體貼陪伴，相信很快就能墜入甜美的夢鄉。

走出黑暗隧道的「悲傷階段」

「寂寞」，其實是非常近似悲傷的情緒，有時候也象徵著某種「失去」。像是家人之類重要的人過世時，每個人都會被強烈的寂寞感侵襲。與日夜相處的人分離，也是非常寂寞的一件事。另外，失戀之後所感受到的孤單寂寞，也是屬於這種類型。

這種時候，無論做什麼，都無法填補如此巨大的寂寞感。

況且，寂寞的感覺，本來就是難以填補的。

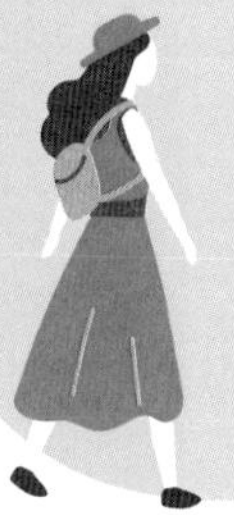

當人失去重要的東西時，都必須經過「悲傷的階段」。

「悲傷的階段」，一般都會從「不敢相信」、「這不是現實」等否認的狀態開始。

再來，就是沉浸在「再也無法像之前那樣幸福」等全然的悲傷當中；最終，才能接受自己「失去」的這個事實。

在這當中，除了悲傷之外，還會出現各種複雜的情緒。

在度過「悲傷的階段」時，當然也會感受到強烈的寂寞。

如果看到其他過得很幸福的人，心中也許不只是覺得「羨慕」，甚至會覺得，他們與自己比起來，根本就是活在另一個世界。

踏實地走過「療癒內心的過程」吧

但是，這段時期，對於療癒自己的內心，卻是非常重要的。只有透過這段時期，審視自己的內心，才能慢慢療癒心裡的傷口。

失去了重要的人，人的目光就會全部集中在「對方已經不在了」這件事情；失去的方式越是具有衝擊性，就越容易被困在當中。

「悲傷的階段」，主要就是用來幫助被「喪失感」困住而走不出來的人，重新打開自己的視野。

當重要的人過世了，這個過程可以幫助活著的人了解，離開的人其實度過了充實又圓滿的人生，死亡只是最後的終點而已。

到了最後，就會明白，對方其實一直活在自己的生命當中，也能接受對方所有的一切。

走完所有的階段之後，絕大多數的人都會感覺到「對方比活著的時候還要親近」。

當然，在思念對方時所感受到的寂寞，大概還是會伴隨一生。但是，這時的寂寞，與經歷「悲傷的階段」時所感受到的那種強烈寂寞感，還是不太一樣的。

如果沒有經歷這段過程，活著的人就無法接受自己的失去，而一直用對方還活著時的方式過日子，內心彷彿破了一個大洞，過著這樣「心中破了一個大洞」的人生。

這麼一來，就會對支持「現在的自己」的人們封閉心靈，也無法進入更適合「現在的自己」的人生階段。

此外，不只是重要的人過世時，會經過「悲傷的階段」。失戀，對人生來說，也是重大的分離體驗。

交往時間越長的情侶，在與對方分手之後，越是需要走過「悲傷的階段」。在這段期間，會很害怕獨處，想要藉由與很多人在一起，來排遣鬱悶的心情。但是，如果還在經歷「悲傷的階段」，基本上，仍然很難以這種方式，獲得真正的滿足。

如果身邊不管有多少人的陪伴，都還是覺得空虛，也不需要太過緊張，這是走過「悲傷的階段」時，必經的過程。

所以，就當作是單純的過渡期吧！

為了填補寂寞，而與別人在一起，雖然只會讓自己變得更加寂寞，但是，「與別人在一起」這件事本身，其實還是可以轉化為正面的效果。

因為，在度過「悲傷的階段」時，最好還是能夠有他人的支持。如果身邊能夠有一個願意接受「原本的自己」的人陪伴，至少在需要的時候，會有人傾聽自己的經歷，和現在的心路歷程。

越快走完「悲傷的階段」，就能越快從寂寞的情緒中掙脫出來。

此外，「身邊有人願意支持自己」這個事實，也能讓自己感受到與他人的連結，減輕心中的寂寞感。

透過「悲傷的階段」去理解自己的心情，從廣泛的意義上來說，也是維持自己與世界連結的一種方式。

如果能認知到「人在失去重要的人時，都必須經歷這種過程」，就不會覺得自己被隔離在整個世界之外。

每個人都擁有重要的人，失去他們之後，都必須經歷相同的階段。只要知道這件事，就應該能從「誰都有相同的經驗」這點，感受到彼此的連結。

這麼一來，就能慢慢減輕寂寞感。

將目光放在「當下所擁有的東西」

與自己喜歡的人生離死別，除了盡快將其當作「喪失體驗」，接受事實之外，透過自己對這些事的定義，也能夠降低「喪失感」。

舉例來說，年華老去會讓人感到寂寞，是因為我們的目光都放在失去的青春及原本具有的可能性；看到「日漸衰老的父母」會覺得寂寞，是因為我們的眼光放在自己即將失去「養育自己的雙親」的強烈喪失感上。

這些寂寞感，在某種意義上，是很自然的情緒。

但是，如果能夠意識到「當下的自己」與「當下的父母」之間的連結，應該就不會有那麼大的寂寞感了。

一旦意識到自己與「當下模樣」的連結，就能夠脫下「青春才是一切」及「父母永遠不會倒下」的狹隘濾鏡。

只要能脫下這些濾鏡，視野就能變得更開闊，看見以往不曾看見的東西。

即使日漸衰老，父母也有自己「熱衷的新事物」。

即使年華老去，自己也比過去變得更成熟。

這些變化，能讓人看到「年齡增長」，其實也包含著「人無論到幾歲都能成長」的要素。

即使身體的機能衰落，精神上仍然能繼續成長。

同時，讓我們發現自己，太過執著於外在的條件。

當我們因為失去外在的條件而感到寂寞，其實也是讓自己成為更溫柔的人的機會。

比如說，當我們與好朋友久別重逢，因為生活環境的變化，發現彼此出現了距離感，這種時候，通常都會感覺到有些寂寞。

這是因為我們感覺到，自己失去了「長久不變的好朋友」。

但是，因為環境的變化，而讓關係也跟著生變，從人生的角度來看，是必然的事。

也可以說，那是彼此都已經大步往前走的證明。

一旦脫下「好朋友永遠都會那麼親密」的濾鏡，就能夠接受對方在不同的環境裡拚命努力的「真正模樣」。

雖然自己確實失去了「曾經親密的好朋友」，也只能接受這個現實所帶來的寂寞感；同時，更珍惜「當下」陪伴在自己身邊的好朋友吧！

「對重要的人表達愛」——也包括自己

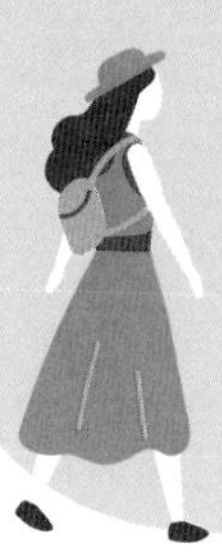

發現自己出現變老的徵兆，發現父母開始日漸衰老，發現久違的朋友變得生疏……這些狀況，全都可以視為一種「衝擊」。

人對衝擊所產生的反應，最具有代表性的，就是「孤獨感」。

也就是說，「寂寞」也是人遇到衝擊時會產生的反應。

只要能理解我們所感受到的寂寞也是一種對於衝擊的反應，之後的處理方法，就和之前說過的一樣，靜靜等待，讓生活恢復到原本的狀態就好。

然後，盡量去珍惜現在的朋友及生活，重視與父母現在的日常關係。

那才是面對寂寞的真正祕訣。

比如說，朋友明明遇到了煩心事，卻不願意找自己幫忙，這種不被別人需要的感覺，有時確實會讓人感覺到強烈的寂寞。

再加上，如果想到朋友寧可向別人求助，也不願意找自己幫忙，這樣更會讓人覺得受到打擊。

遇到「衝擊」所造成的反應當中，其中之一就是孤獨感；因此，會感受到強烈的寂寞，也是正常的。

這種孤獨感，會讓受到衝擊的人喪失自信，覺得不被信任，覺得沒有人需要他……然後，就陷入了「寂寞的無限循環」。

如果想要重新找回內心的平衡，可以試著思考：「當別人發生同樣的事，又會怎麼樣？」

這與前面提過的，拿掉「帶著偏見的濾鏡」的處理方法，是一樣的。

想像一下，你的某個朋友因為別人沒有找他幫忙，感到十分沮喪，你的感覺是什麼？又會怎麼安慰他？

我想，再怎麼樣也不可能跟他說「沒有人需要你」吧？

對方之所以不找他幫忙，其實有各種原因。

或許，那個人本來就是不喜歡依賴別人的個性。
也或許，他的煩惱找別人商量比較「適合」。
再或者，他實在已經沒有餘裕去找朋友，只能直接找眼前的人幫忙了。
朋友的某個特定煩惱沒有找你幫忙，與別人都不需要你，完全是兩回事。

如果別人真的發生同樣的事，你應該也會向對方說出前面的那些話吧？或許還會安慰對方說：「發生這種事，確實是很讓人受打擊。」
既然如此，為什麼不能對自己也這樣說呢？
如果你覺得「自己的情況不一樣」，那就代表你現在確實受到了衝擊。人在受到衝擊的時候，最基本的反應就是「挑剔各種不足」，所以首先會怪自己不夠好，「對方才不願意依靠自己」。
其實，人在面臨衝擊時應該把握的原則，全都一樣，就是：接受自己身上出現的所有反應，都是因為受到衝擊所造成的。

既然受到了衝擊，那麼，感覺到強烈的寂寞，也是沒辦法的事。

況且，如果能從「當別人發生同樣的事情時，自己會向對方說的話」的角度去思考，就能替自己的內心打造堅實的基礎，讓自己不再容易動搖，也能更快恢復原本的模樣。

如此一來，應該能更順利地做好回到正常生活的準備。

有時也需要「停下腳步看看」

許多所謂的「正面思考」，像是要自己「不能繼續消沉下去」或「更積極一點」，其實，有時候會封印住我們內心原有的強大與柔軟。

無論是「對衝擊的反應」或是「悲傷的階段」，人都有自己不得不走的一些路程。

只是，一味地用正面思考洗腦自己，其實是對「必經階段」的一種輕視。

為了讓自己能夠真正積極地面對人生，就必須好好走過這些必經的過程。

如果這時還逼迫自己「不能繼續消沉下去」，只會打亂或打斷整個過程，最糟的狀況，還可能會讓一切倒退重來。

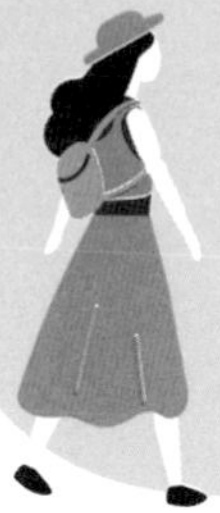

若是在必須走過「悲傷的階段」時，強硬地逼自己「堅強起來，沒問題的」，日後甚至可能會引發心理上的疾病。

第二章曾經提到過，一旦否認了「正常存在的不安」，就會讓不安變得更加膨脹。

第三章也曾說過，若是將焦躁的自己視為「不夠成熟」而加以否定，只會不斷累積焦躁的能量。

所有的情緒，都有其意義。

那麼，那些否定了所有情緒存在意義的「正面思考」，又是什麼？

除了用來否定「原本的自己」，它完全沒有任何作用。

「正面思考」的人，經常會強迫別人也必須「正面思考」；如果不這麼做，他們自己就會焦躁不安。

問題是，人根本不可能隨時保持正面，所以，倘若強迫自己永遠保持正面思考，反而會讓自己的情況變得很不穩定。

真的想要活得更積極、更正面，就要接受原本的自己。

當我們失去了重要的事物，都必須走過「悲傷的階段」；遇到各種狀況時，會產生各種情緒，這些全都是理所當然的事。

只有真正接受自己，才能避免出現「想太多」的問題，讓自己永遠散發最大的光芒。

CHAPTER 5

「隨便一點」也沒關係

學會「聰明切割」的訣竅

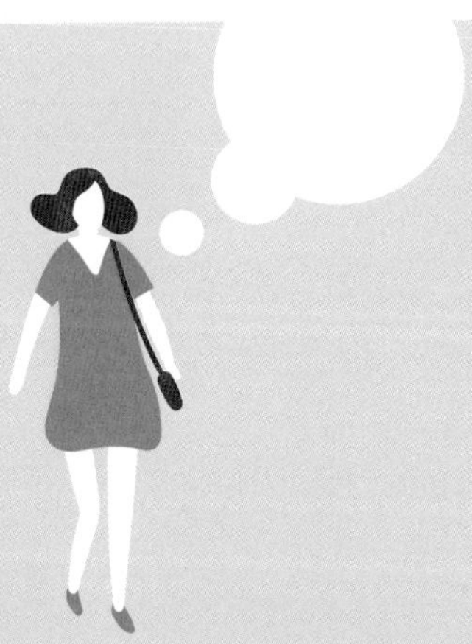

若能抱著「反正總會有辦法」的想法，就算成功了

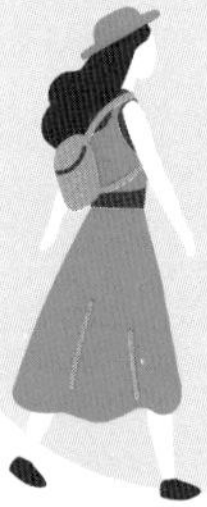

每次只要遇到在客戶面前匯報，或新公司面試等重要場合，就無法有良好表現。這些失敗的經驗，也總讓自己一直無法忘懷。

在眾人面前被指責、被遷怒，種種委屈，也讓自己一直耿耿於懷。

這些不好的回憶，除了回想起來就讓人不愉快以外，也會限制我們後續的行動。它會讓我們害怕「再次遭遇同樣的失敗」，因而對許多事情都變得消極，也會讓人害怕再次站到大眾面前。

這些狀況，就是前面一直提到的「衝擊」。

在眾人面前失敗，勢必會受到打擊。那些衝擊會深深地刻在心裡，同時也會

讓人瞬間開啟「不想再次受到衝擊」的模式。

每個人遇到這種狀況，「面對衝擊的原則」都是一樣的。那就是，承認自己受到了衝擊，等情緒比較緩和後，再努力讓生活恢復正常。

無論是照常進行每日的例行公事，或是洗衣、打掃、做家事都可以。努力讓這些每日的瑣事累積，幫助自己取回內心的平靜。

如果知道自己失常的原因，也知道怎麼去改善，當然，還是試著改善一下最好。只要在日常生活中加上「能改善的事」清單，之後就可以一切如常。

允許自己「對失敗耿耿於懷」

不過，很多時候，我們還是會對自己的失敗耿耿於懷。

如果對衝擊的後續反應拖得太長，就很容易陷入自責的惡性循環裡。

原本只要接受自己「遇到很糟糕的事」這個狀況，然後理解「啊，原來我現在受到了衝擊」，就能夠讓心情慢慢平靜下來。但是，一旦開始陷入自責的情緒裡，就會拉長自己從衝擊中恢復過來的時間。

所以，為了從衝擊中恢復過來，我們必須找回「沒關係，反正總會有辦法」的感覺。

衝擊所造成的影響，最具有決定性的，就是這個「沒關係，反正總會有辦法」的感覺。

因為，失去了「沒關係，反正總會有辦法」的信心，人就會進入警戒模式，對自己及他人都變得疑神疑鬼。

前面曾經說過，當人不小心撞到腳趾時，那種疼痛，會持續很長一段時間；我們的內心也一樣，會需要一段時間才能恢復正常。同時，在那段過程中也會出現一連串負面的情緒。

事情只是這樣而已。

原本很單純的狀況，如果加上了多餘的自責情緒，就會開始覺得自己「一直耿耿於懷實在很糟糕」，然後久久無法恢復「沒關係，反正總會有辦法」的信心。也就是說，情緒越焦慮，越會延遲恢復的過程。

當自己被別人冷嘲熱諷，或是遭遇了失敗，一定會因此受到傷害。想要恢復如常，多少都需要一些時間。所以，就算現在還一直耿耿於懷也沒關係，這一點至少要能夠體諒自己。

前面曾說過，過度的「正面思考」會封印住我們內心原有的強大與柔軟，現在就是這種狀況。

當自己被別人冷嘲熱諷，或是遭遇了失敗，當然會受到衝擊，同時產生一連串負面的情緒。

這時如果一味地逼自己正面思考，一旦做不到，就加以否定，只會陷入不健康的自責心理。

這樣的思考模式，最終就會造成「想太多」的問題。

在面對衝擊的時候，誰都可能出現一蹶不振的狀況。

此時，是將這個狀況單純地視為「只是受到衝擊時所產生的反應」，或是自責「為什麼會因為這點小事而變得消沉」而否定自己，會讓整個體驗，有很大的不同。

當然，前者的恢復速度，肯定要比後者快上許多。

所以，為什麼「去理解受到衝擊時，會產生何種反應」這件事很重要呢？這就是原因。

隨時都得「裝模作樣」，誰都會累

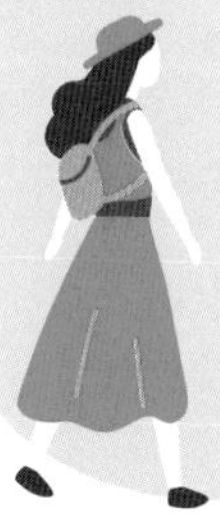

你是否曾在約會後的歸途中，暗自懊惱：

「剛才不應該說那些話的。」

「對方會怎麼看我？」

然後，心情因此變得低落。

很多時候，我們經常像這樣被一些小事影響情緒。

如果真的是說了「不應該說的話」，那還能理解；但，如果事實並非如此，那麼，前面的心理變化就不得不讓人深思。

當然，戀愛的特性就是會在意「對方怎麼看自己」。但，即使不是約會，很多人在愉快的聚會後，也會在回家的路上產生這種感覺。

這其實是誰都會發生的現象。

在熱鬧過後的歸途中，變得情緒消沉，主要源自於兩種狀況。

其中之一，是情緒的高低起伏。

人的情緒會有高低起伏，像是約會或聚餐等熱鬧的場合，情緒通常都會比平常亢奮。

等到結束之後，剩下自己一個人了，情緒就會消沉下來。

然後，人在亢奮的時候，確實很容易脫口說出平常不會說的話，也會因此提高「後悔的機率」。

情緒的消沉，可以藉由與家人共處或是和他人聊天來恢復；或是隨著時間過去，也能讓心情平復下來，因此不需要讓自己的情緒被這種熱鬧過後所產生的違和感影響。

只要單純理解「啊，可能是之前太興奮了，所以現在才會變得消沉」即可。

如果發現情緒起伏太過激烈，就要控制自己，在熱鬧的場合不要太過亢奮。

無論場面多麼熱絡，也不要過於興奮。

稍微認真控制自己的情緒，就能減輕之後的落差感。

「情緒」會因為小事起起伏伏

另一種狀況，就是緊張過後的疲倦感。

如果與別人相處時，一直「裝模作樣」去迎合對方，事後一定會感到疲倦。同樣地，如果約會時一直抱著「想讓對方有好印象」的想法，也會讓自己一直處在緊張的情緒中，使得疲勞不斷累積。

等到約會結束，剩下自己一個人，疲倦就會席捲而來。

疲勞與憂鬱是共同體，因此，人在疲倦的時候，很容易變得消沉。

其實，緊張過後，若是感到疲倦，只要好好休息，很快就能恢復精神。

所以，只要能理解「因為累了，所以才會比平時更介意小事」，就能防止不安擴大。

理解自己身上發生什麼事，就是在消除「未知」的狀況，能夠有效地減輕不安的情緒。

順帶一提，如果與對方相處時能自在地做自己，通常就不會有情緒起伏的狀況。也就是說，與對方分開之後的低落程度，取決於自己與對方在一起時，到底隱藏了多少「真實的自己」。

如果想減輕約會之後的低落感，只要在約會時盡可能放下「想讓對方有好印象」的想法，就能得到很好的效果。

與對方相處時，能自在地做自己，是世上最幸福的事；能夠找到一個願意與真正的自己相伴的伴侶，更是無價的寶藏。

如果有人覺得「展現真正的自己會被討厭」，那麼就要去反思，為什麼要和一個不能讓你展現真實自我的人在一起？

當「事態不如預期」，乾脆休息一下

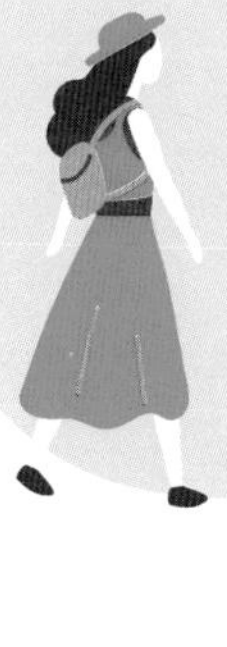

在每天的日常生活中，經常會發生許多不如預期的事。

很多時候，這都是對自己沒有做到的事太過在意的緣故。

舉例來說，本來想洗衣服、打掃房間和準備晚飯，結果卻因為「太累而不小心睡著」，事後只能懊惱萬分。

沒有做到就是沒有做到，這是不可否認的事實。

前面已經說過，與現實抗爭，是不會有勝算的。

不願意接受現實的最大問題，就是「無法前進」。

不接受現實，就是在和現實「抗爭」，然後固執地停在原地不走，所以無法前進。

一直糾結在沒有做到的事，就是讓自己一直停留在「為什麼沒有做到」的自責裡。

從感情上來說，這並非不能理解。像這樣的狀況，其實也能用前面所提過的「悲傷的階段」來解決。

「沒有完成預定的計畫」，代表自己失去了「可能完成計畫」的未來。

如果從「失去了『完成洗衣、打掃及晚餐準備計劃的自己』」這個角度去思考，就會發現，當中隱藏著一連串的情緒變化。

其中之一，當然就是沒完成預定計畫的懊悔。

即使產生了這種情緒，也要試著去思考「還有沒有其他的選擇」。

最後沒有完成計劃，一定有不能完成的理由。

比如說，「太累而不小心睡著」，就是很好的理由。

人類需要維持生命，一旦感覺疲累就需要睡眠。反過來說，若是疲累至極仍無法入睡，嚴重的話，可能就會危及性命。

每個人都在「盡力做好能做的事」

不過，有件事可以確定，

那就是，每個人都在「盡力做好能做的事」。

聽到這句話，或許很多人會不以為然。

「我就是不夠努力，並沒有做好自己能做的事。」

「其他人比我努力多了。」

但是，為什麼在那個時間點，只能付出這麼一點的努力，其實也有其原因。

像是累積了過多的疲勞、精力不足、心情沮喪，或是無法集中精神等等。

無論如何，當時既然無法做到，就一定有做不到的原因。因為，如果能做到，你也早就做到了。

不願意接受「自己沒有做到」這個事實，就像是失去了重要的人，卻不肯接受現實，只能一直活在過去的狀況一樣。

所以，就接受自己「即使想完成計畫卻還是睡著了，這代表身體真的非常需要睡眠」這件事吧！

如果還是對「沒有完成計畫」這件事感到懊惱，就認真地去感受這個情緒，然後給予不如預期的自己一些安慰，再努力試著往前走。

一直停留在原地，糾結著「自己沒有做到的事」，就等於自己按住了時鐘的秒針，讓時間停滯不動，沒有任何助益。

前往目標的道路，不是直線也ＯＫ

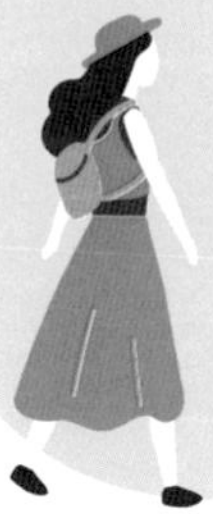

如果是「太累不小心睡著」的話，那還能理解。

若是已經決定要減肥，卻還是跟朋友去吃大餐，然後連甜點都吃了呢？

明明是自己決定的事，卻無法遵守，而且還可能害自己變得更胖……一想到這點，原本愉快的心情，立刻煙消雲散。

在減肥的過程中享用美食，其實是非常寶貴的中場休息。豪華大餐加上甜點，對於減肥的人來說，是至高無上的幸福吧！

這樣的幸福感，如果被自責所帶來的沮喪給破壞，實在太可惜了。再加上若是因為「後悔」而自暴自棄地大吃大喝，就很可能真的讓減肥失敗。

況且，減肥這種事，通常都是剛開始看起來順利，其實卻不是那麼容易成功。因為，它們大多數都是「沒有必要的減肥」。

人類的身體，天生就能維持自然的平衡，所以，一旦減肥的情況超過了自然的平衡，最後就會復胖回去。

唯一能讓減肥長期有效的方法，就是改變生活習慣。

例如，總是吃垃圾食品，或是平常不愛運動的人，若能將三餐改成以食材原味為主的健康飲食，或是努力愛上運動，很可能就能獲得顯著的減肥效果。

至少，到目前為止，這是我唯一知道的「減肥成功法」。

至於其他的減肥方式，不是會反覆復胖，就是很可能會因為過於極端而招致飲食障礙，最後只能以「失敗」告終。

減肥的祕訣就在「享受當下」

在這裡，「成功減肥」的關鍵字也是「當下」。

品嘗「當下」美味的食材，享受「當下」運動身體的愉悅，比起一直將「成功減肥」當作未來的目標，感覺要更好、更健康。

太過在意「未來的結果」，以致「現在」都被占據了，這樣的減肥方式，是絕對不會成功的。

此外，既然享受「當下」是重要的關鍵，在享用完大餐之後，還一直心存懊悔，那就完全偏離了享受「當下」的理念。

既然決定要去吃大餐，又決定要吃甜點，那就徹底地享受「當下」吧！

雖然可能會讓自己攝入過多的熱量，但是，只要明天開始，重新回到之前減肥的生活習慣就好。

「盡可能地去努力」與執著於完美主義，兩者是完全不同的事。

因此，是將這個狀況視為「沒有遵守約定」，或是「即使是在減肥中，也能依狀況偶爾享受美食」，會讓自己看事情的角度，變得完全不一樣。

訂立「今天我最重要」的日子

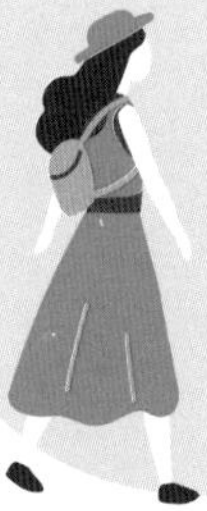

「每次都在下班前被要求分擔工作，但是又不敢拒絕」，這樣的狀況，反覆發生了好多次。如此一來，不但會累積許多疲勞，也失去了自己的時間，心裡經常覺得萬分懊悔。

大家可以想像一下。

這裡的「懊悔」，其實就是自責的情緒。

當我們懊惱於「不應該接下那些工作」時，就等於是在責備自己「為什麼要接下那些工作」。

因為長期分擔別人的工作，導致疲倦累積，光只是這樣，就已經是十足的

「被害者」了。對於這樣的自己，即使沒有安慰，也不應該加以責備。

所以，這時不應該責怪自己「為什麼要接下那些工作」，反而應該要安慰自己「真的好倒楣哦」、「沒時間做自己想做的事，真的好可憐」，同時注意「未來要更加重視自己」才行。

如果讓懊悔的情緒影響了內心，那就代表自己還在不停地自責「為什麼要接下那些工作」。一般來說，當人不斷地想著「為什麼」時，就是在否認現實，以至於無法往前邁進。

因此，更重要的，是要學會療癒自己，並且針對未來思考出適當的「傾向與對策」。

以前面的例子而言，就可以試著將某天或某日，定為「今天一定要照約定時間回家之日」。

在這一天，如果別人又要求自己分擔工作，就可以直接拒絕說「對不起，我今天剛好有事，真的不行」。

或許有人會覺得，用「今天有事」當藉口，就像是在說謊一樣，有點心虛。

但是，照顧自己，才是所有重要的事情裡，排名第一的「大事」。

把別人的事情放在前面，自己的事情放在後面，這才奇怪吧？因為，只有我們自己才能保護自己。

此外，「每次下班前被要求分擔工作，都不敢拒絕」的做法，長期下來，會讓對方產生「這個人可以隨時分擔工作」的印象，這部分也要反思一下。

不要「正面」迎接對方的攻擊

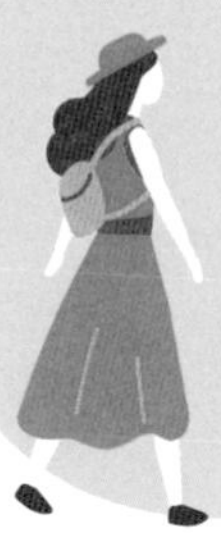

在大家面前被指責、莫名其妙被遷怒，會讓人產生懊悔、憤怒等混亂的情緒，然後對這些狀況耿耿於懷，遲遲無法整理自己的情緒。

被別人指責、被莫名遷怒，其實都是屬於「衝擊」的體驗。所以，就像之前腳趾不小心撞到時的狀況一樣，這種內心的疼痛，也會持續好一陣子。

不過，如果一直遲遲無法整理好情緒，大多時候，就代表自己還沒有搞清楚「到底發生了什麼事」。

若是不弄清楚「到底發生了什麼事」，然後努力去接受，就會無法前進。

前面曾經提過，所有的人都有能力度過「悲傷的階段」。

但是，如果連自己失去了什麼都不清楚，根本無法走入「悲傷的階段」。

當失敗的原因出在自己身上時，會讓人非常沮喪。

但是，如果能夠盡情地沉浸在沮喪當中，也就是去經歷「悲傷的階段」，那麼，最後還是能夠恢復到平常的自己。

不過，若是遭到了不合理的攻擊，就無法當成是「自己的失敗」而去接受，所以也無法走入「悲傷的階段」。

遲遲無法整理好情緒時

舉例來說，有時候，狀況會像這樣：

「這件事會發生，一開始確實和我有點關係。」

「整體來說，我也不是沒有責任。」

雖然自己不是完全沒有責任，但是遭受的攻擊和指責，卻超過了常理……

這種時候，內心一定會產生反彈的情緒。

希望大家還記得，我在前面說過「憤怒的人都是有狀況的人」，也就是說，對方說的話雖然不是沒有道理，但是當他的說話方式太過情緒化的時候，就代表那個人把自己困擾的心情，全都發洩到自己身上了。

無論原因為何，當自己覺得「不能接受」時，對方的行為就會成為一種攻擊。因為不能接受，所以會引發防衛性的反應。

那就是「懊悔」的情緒。

即使自己也有責任，並不代表對方就可以如此對待自己。

只要換個角度想，如果是別人犯了類似的錯誤，自己會不會那樣對待那個人，就知道對方現在的行為是多麼情緒化。

指正別人的基本原則，就是要把「行為」與「人格」分開。

因為，需要指正的是對方所採取的行動，而不是去否定對方的人格。

當自己被指正時，卻感覺到「人格受到了攻擊」，那就代表對方把這兩者混淆了。

從這一點來看，就知道對方目前「因為陷入困境開始恐慌」。

指正別人的基本原則，就是要把「行為」與「人格」分開。

所以，反過來說，對於被指正的人而言，最重要的就是指正時的「內容」與「表現方式」。

無論對方說的內容多麼正確，只要他的表現方式帶著人格攻擊，就沒有必要無條件接受。

如果是自己需要改正的地方，就負起責任，好好改正。但是，對於對方的態度，就抱著「他竟然用這麼過分的方式攻擊我，代表他真的陷入恐慌了」的眼光去看待吧！

對於對方恐慌時的反應，無論是覺得「那也太不成熟了」，或是覺得「自己能理解他的心情」都沒有關係。

只要能明白那是「對方恐慌時的反應」，不是針對自己的攻擊就好。

如果連同對方否定人格的表現方式都當成是自己的責任，全盤接受，就等於是硬吞下了根本不能消化的東西，只會讓自己難過。

對方的責任就交還給對方，自己只要改善應該改善的部分，接下來，就可以往下一個階段走了。

CHAPTER

6

取回「原有柔軟」的魔法話語

只要把心打開，好事就會接連不斷！

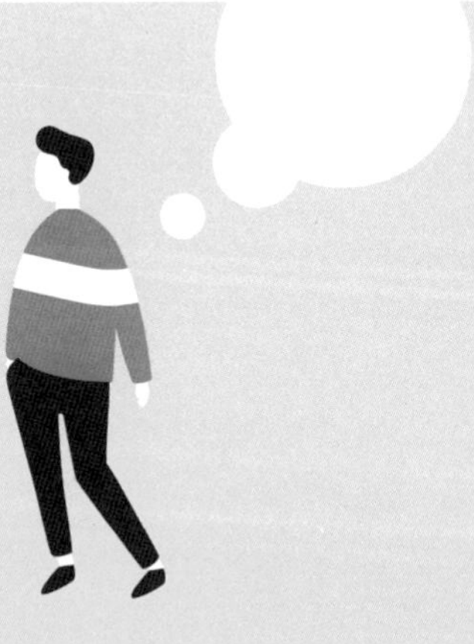

「心靈的平靜最重要」

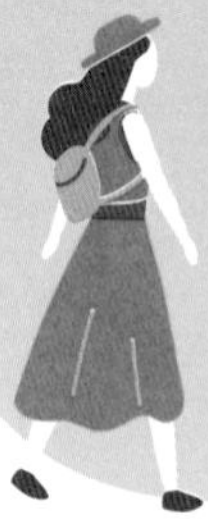

人生的目標不同，生活方式就會有很大的差異。

如果是以「賺錢」、「提高社會地位」等為唯一的目標，必定會面臨到不得不說謊的情況。那麼，「心靈的平靜」就絕對無法處在最優先的地位。

但是，實際上，有許多在世界上深具影響力並且長期活躍的大人物們，都是以「心靈的平靜」為唯一的目標。

不需要勉強自己，只要接受自己與他人「原本的模樣」，不去與現實抗爭，自在地活在「當下」就好。

分散在本書各篇章的許多觀念，其實談到最後，都是為了幫助我們打造「心靈的平靜」。

只要心靈擁有了平靜，就能將我們與生俱來的能力發揮到最大值，同時與自己、他人及世界建立起連結。

一旦把焦點放在心靈的平靜，就會出現「要選擇心靈的平靜，還是選擇自己的『正義』？」這個問題。但是，堅持自己的「正義」與心靈的平靜，其實，很多時候不一定是對立的。

就如前面說過的，每個人都有自己要面對的問題及狀況，在這當中，每個人所認定的「正義」也都不同。

對方眼中的「正義」，與自己心中所認定的「正義」，很多時候都不一樣。

如果強迫對方接受自己的「正義」，就會遭到來自對方的防備行為，也就等於要和現實抗爭。

如此一來，就無法實現心靈的平靜。

當別人一直比手畫腳，讓自己變得無所適從，這時，請將「心靈的平靜」放在考量的最優先順位。

心靈平靜的狀態，就是沒有與任何事物拉扯的狀態。

只要對方與你不去爭論誰才是「正義」的一方，你就不需要與現實抗爭。

即使對方做出你無法理解的行為，也能夠從「他大概是有什麼狀況吧」的角度去看待，而保持心靈的平靜。

當然，我們也沒有必要全盤接受對方的行為。只要覺得這樣做是對的，照自己的想法去進行就好。

這個時候，也不需要強迫對方認同「我說的才是正確的」。

當我們面臨自己無法接受的現實時，只要心裡抱著「現實就是現實，它給了我很重大的打擊，所以我要對自己溫柔一點」的想法就好。

「每件事都可能是學習的機會」

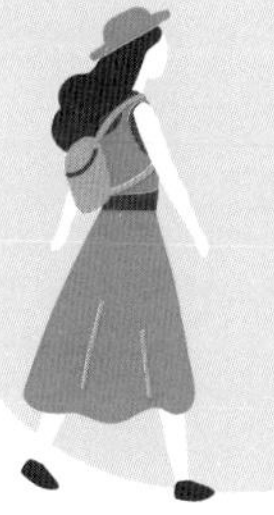

在這個世界上，有很多事情是我們無能為力的。

像是社會的問題、環境的問題，或是和我們最切身的職場問題。

雖然很想做些改變，但是僅憑我們一己之力，根本不可能辦到。

這個時候，如果被「自己什麼都做不到」的無力感打敗，就會開始感到絕望，覺得自己渺小得如同塵土。最後，就會將自己定義為「做什麼都失敗」的失敗者。

不過，如果能夠以「自己心靈的平靜」為最優先順位，我們的思維模式就會很自然地變得與以前不一樣。不管環境如何變化，只要我們努力保持心靈的平靜，就能讓周遭的人也感受到心靈的平靜。

雖然我們不能改變他人，但是人確實是可以改變的，這在前面也已經提過。

人類最容易改變的時刻，就是心靈平靜的時候。

當我們對萬事都抱著防備的態度，身上的能量就會被奪走，以致於失去改變的能力。

此外，如果能抱著前面所提及的「更大的視野」，也能夠減輕心中的不安。

即使以自己現在的力量來說，確實無能為力，但是，只要將心靈的平靜放在優先順位，就一定能學到東西。等到之後，再回過頭來看，就會發現「啊，原來當時是要讓我學會這件事啊」。

其實也不必等到「之後再回過頭」那時，只要現在心裡能夠抱著「每件事都可能是學習的機會」的想法，心靈就會變得平靜。

當我們不斷地被無情的現實打擊，又不想讓自己被命運一次次地擺弄，就必須抱著「雖然不知道自己現在正在學習什麼，但是這些零碎的片段，肯定會在之後彙整成非常重要的累積」的態度，才能真正踏實地活在世上。

這個方法能幫助我們，立刻放下「被害者」的身分，並憑藉自己的力量，努力往前走。

「無論何時，都要靠自己的力量選擇道路！」

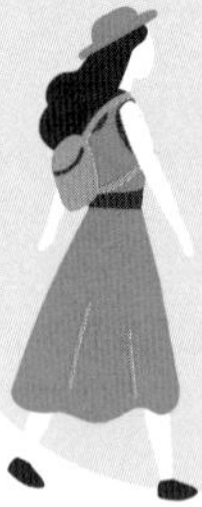

不管是工作或是戀愛，只要發現自己「身不由己」、「無法動彈」的感覺變強了，就要立刻跳出「被害者」的角色。

如果整個人生都充滿「身不由己」的感覺，不但會累積非常大的壓力，也實在是極大的浪費。

當然，在剛出社會或者是讀書累積實力的時候，經常會感覺到事情不如預期。除了幾乎沒有自由的時間，也經常陷入無法動彈的境地。

但是，「物理性的無法動彈」與精神上的無法動彈，是完全不同的兩件事。

想要跳出「被害者」的角色，就要「拿回自主權」，這個方法在這裡也十分有效。特別是感覺到「完全沒有自己的時間」時，就算只有五分鐘，也要單獨為自己泡上一杯好喝的茶，然後慢慢地品味及享用。或者，也可以買一朵花來裝飾一下你的空間。

這種「靠自己的意志決定做這件事」的練習，對於奪回自主權有非常好的效果。如果連這樣忙裡偷閒的機會都找不到，就只剩下一個建議，那就是：「把鞋子擺放整齊」。不管旁邊有沒有人，請把自己脫下來的鞋子擺放整齊。這只需要幾秒鐘的時間。

如果把脫下來的鞋子隨便亂放，就會產生「我連把鞋子擺整齊的時間都沒有」的絕望感，給自己造成更大的壓力。所以，把鞋子好好擺放整齊，是自己「拿回人生掌控力」的第一步。

只要像這樣特意留出一些「餘裕」，就能累積成讓自己開心享受每一天的巨大力量。

同時也能有效地讓自己從「命運的被害者」，轉為「有能力活在自己所選擇的人生之主導者」。

「為了自己」，泡杯茶，慢慢品味。

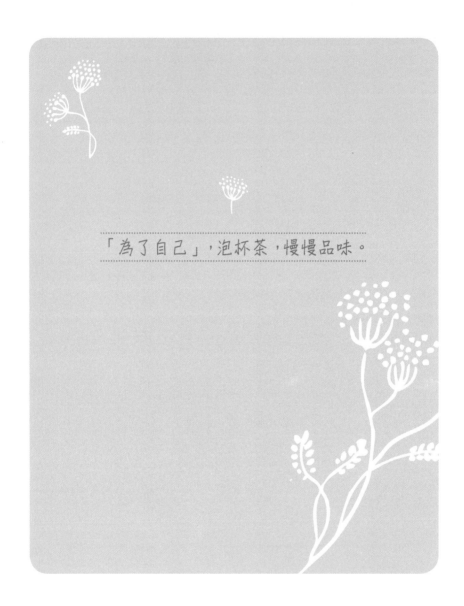

「對方只是『陷入困境』」

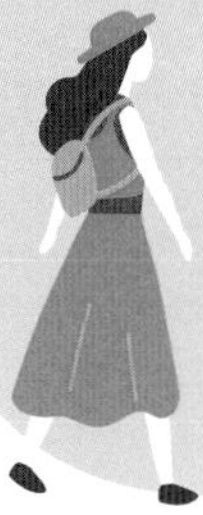

在第三章曾經提過，「焦躁是一種提醒我們現在正陷入困境的情緒」，這個想法，可以幫助我們在所有的人際關係中如魚得水。

所以，不管遇到什麼狀況，只要記得「憤怒的人都是有狀況的人」這句真言就好。

如果將對方當成攻擊自己的人，那麼自己就會受到傷害；但如果將對方看成是在痛苦求救的人，那麼，不但不會受傷，還能有餘裕去關心對方。

甚至，原本以為曾經攻擊過自己、如同魔鬼般的人，也可能會在自己想到「就算有再多狀況，也用不著這樣大吼大叫吧」時，而讓自己忍不住笑出來。

身為一個正常的人，面對帶著攻擊性言行的狀況時，自然會感到害怕。但是，是要將對方的行為看成在「攻擊自己」，或是「只是對方在痛苦求救」，自己之後的精神狀態，也會有一百八十度的轉變。

將對方視為「陷入困境的人」，這個方法也可以應用在憤怒者以外的人。
比如說，囉嗦又多管閒事的人，或是喜歡論斷別人的人。

前面也說過，這樣的人很難單純接受別人「原本的模樣」。

一般來說，無法接受別人「原本模樣」的人，基本上也不能接受自己「原本的模樣」。從這一點來看，這個人確實是「陷入困境的人」。

・「對方是個有狀況的人。」
・「人無法改變他人。」

・「言行總是讓人不愉快的人，其實是陷入困境的人。」

・「每個人都在盡力做好能做的事。」

這些全都是能讓我們人際關係如魚得水的重要真言。

請大家一定要記得。

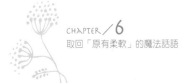

「接受『原本的自己』」

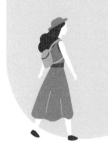

在最後的這篇文章裡，我想告訴大家一個不只可以讓自己，也能讓重要的人，感到安心的方法。

「只要和你在一起，我總是能感到很安心。」

「我永遠都能從你那裡獲得滿滿的力量。」

我想，不管是誰聽到這些話，都會很高興吧？

另外，看到公司同事或身邊的朋友，偶爾會不會有「好棒啊，如果能成為像他那樣的人，每天一定都會過得很快樂」的想法？

其實，那個方法，早已經寫在這裡了。

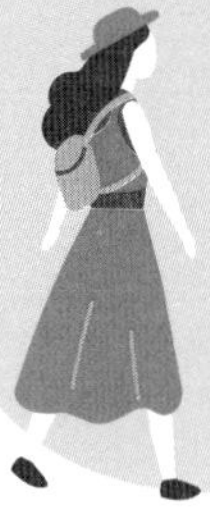

只要能夠抓住一些「訣竅」，就能成為「相處在一起很舒服的人」。

現在，就來看看這些「訣竅」吧！

「能夠接受自己原本模樣」的人，就能夠給予別人安心感。

從前面的說明也可以知道，能夠接受自己原本模樣的人，也能夠接受別人原本的模樣。

當人感受到原本的自己被接受時，就會產生非常舒服自在的感覺。

所有人的內心，原本就是強大又柔軟的，根本不會介意小事的存在。

也就是說，只要能揭開那道封住原本力量的「封印」，那個人就會被滿滿的安心感包圍。

「願意接受對方原本的模樣」，就是即使對方現在正陷入負面的情緒中，也能夠接受。

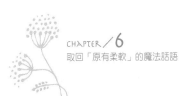

不要一味地逼別人去「正面思考」，以及過度向前看，而是要理解「對方也有各種狀況及問題」，這也是給予安心感的一種方法。

即使對方現在的內心狀態有些不太對勁，也不要把重心放在那些不對勁的地方。只要用溫暖的眼光看著對方，相信他「其實是個擁有強大力量及光芒的人」就好。

即使想要幫助對方脫下看不見自己真正模樣的「濾鏡」，對方也可能以為你想「改變他」，而心生抗拒。

另外，你也可能會因為無法「改變他」而責怪起自己。

當對方心中抱著滿滿的不安，只要安慰他說：「這種時候，真的會感到不安呢！」然後，陪伴在他身邊，對方就可以從不安當中脫離。

當對方焦躁不安的時候，只要溫暖地安撫道：「好糟糕喔，你真的好辛苦！」就能讓對方的心恢復平靜。

只要願意像這樣去接受對方及自己「原本的模樣」，就能讓人擁有力量，去釋放自己「強大又柔軟的內心」。

或許有些人會花上比較長的時間，但原則是不變的。

即使沒有想要改變，當自己能夠接受自己原本的模樣，自然而然，就會開始改變了。

到了那個時候，你會成為所有人都信賴的對象，更能擁有心想事成、光明強大的未來。

國家圖書館出版品預行編目資料

給不小心就會太在意的你：停止腦中小劇場，輕鬆卸下內心的重擔！ / 水島廣子著；楊詠婷譯.--初版.--臺北市：日月文化，2019 .10
224面；14.7×21公分. --（大好時光；28）
譯自：つい、「気にしすぎ」てしまう人へ：こころの荷物をそっと降ろす本
ISBN 978-986-248-841-6（平裝）

1.精神衛生學 2.情緒管理 3.生活指導

415.9516　　108015184

大好時光 28

給不小心就會太在意的你

停止腦中小劇場，輕鬆卸下內心的重擔！

つい、「気にしすぎ」てしまう人へ：こころの荷物をそっと降ろす本

作　　者：水島廣子（水島 広子）
譯　　者：楊詠婷
主　　編：楊雅惠
校　　對：楊雅惠、吳如惠
封面設計：張巖
美術設計：林佩樺

發 行 人：洪祺祥
副總經理：洪偉傑
副總編輯：謝美玲
法律顧問：建大法律事務所
財務顧問：高威會計師事務所
出　　版：日月文化出版股份有限公司
製　　作：大好書屋
地　　址：台北市信義路三段151號8樓
電　　話：(02)2708-5509　傳真：(02)2708-6157
客服信箱：service@heliopolis.com.tw
網　　址：www.heliopolis.com.tw
郵撥帳號：19716071 日月文化出版股份有限公司

總 經 銷：聯合發行股份有限公司
電　　話：（02）2917-8022　傳真：（02）2915-7212
印　　刷：禾耕彩色印刷事業股份有限公司
初　　版：2019年10月
初版三十四刷：2024年03月
定　　價：300元
I S B N：978-986-248-841-6

生命，因閱讀而大好